JN239976

健康で長生きしたければ、

今すぐ

利き足から歩くのはやめなさい

小林 篤史 著　医師 石神 等 監修

あさ出版

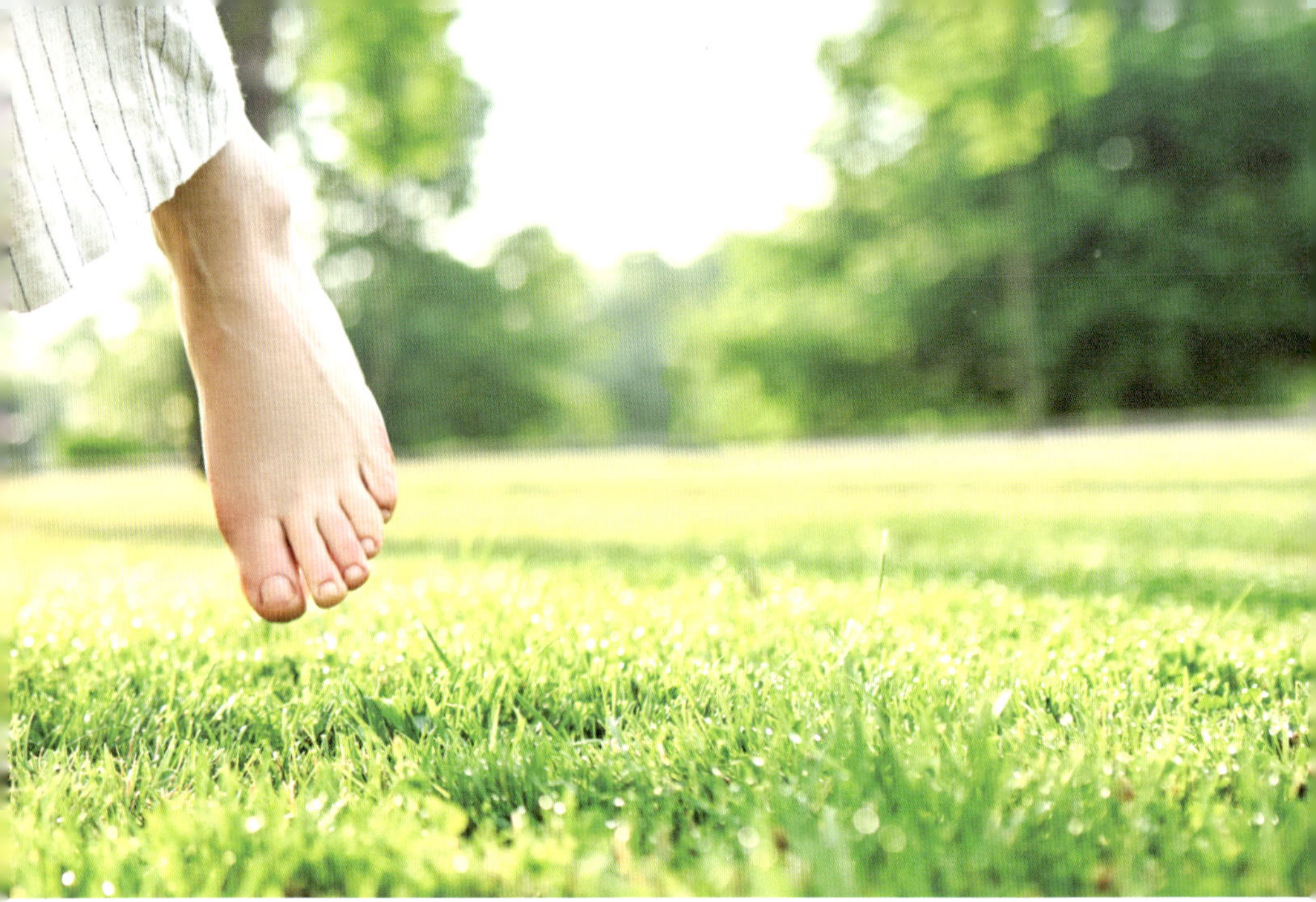

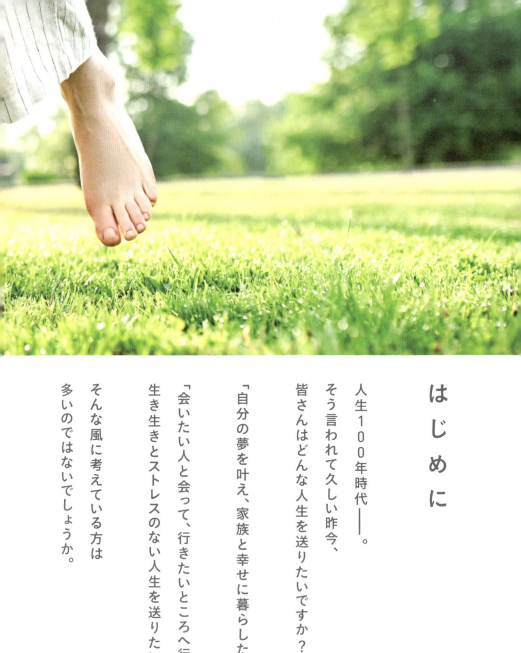

はじめに

人生100年時代——。
そう言われて久しい昨今、
皆さんはどんな人生を送りたいですか？

「自分の夢を叶え、家族と幸せに暮らしたい」

「会いたい人と会って、行きたいところへ行って、
生き生きとストレスのない人生を送りたい」

そんな風に考えている方は
多いのではないでしょうか。

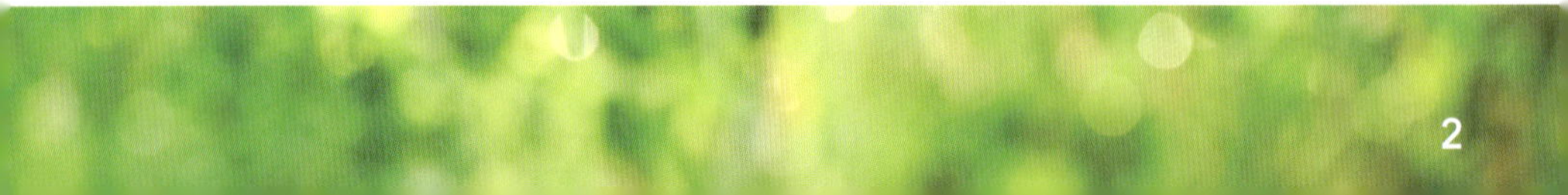

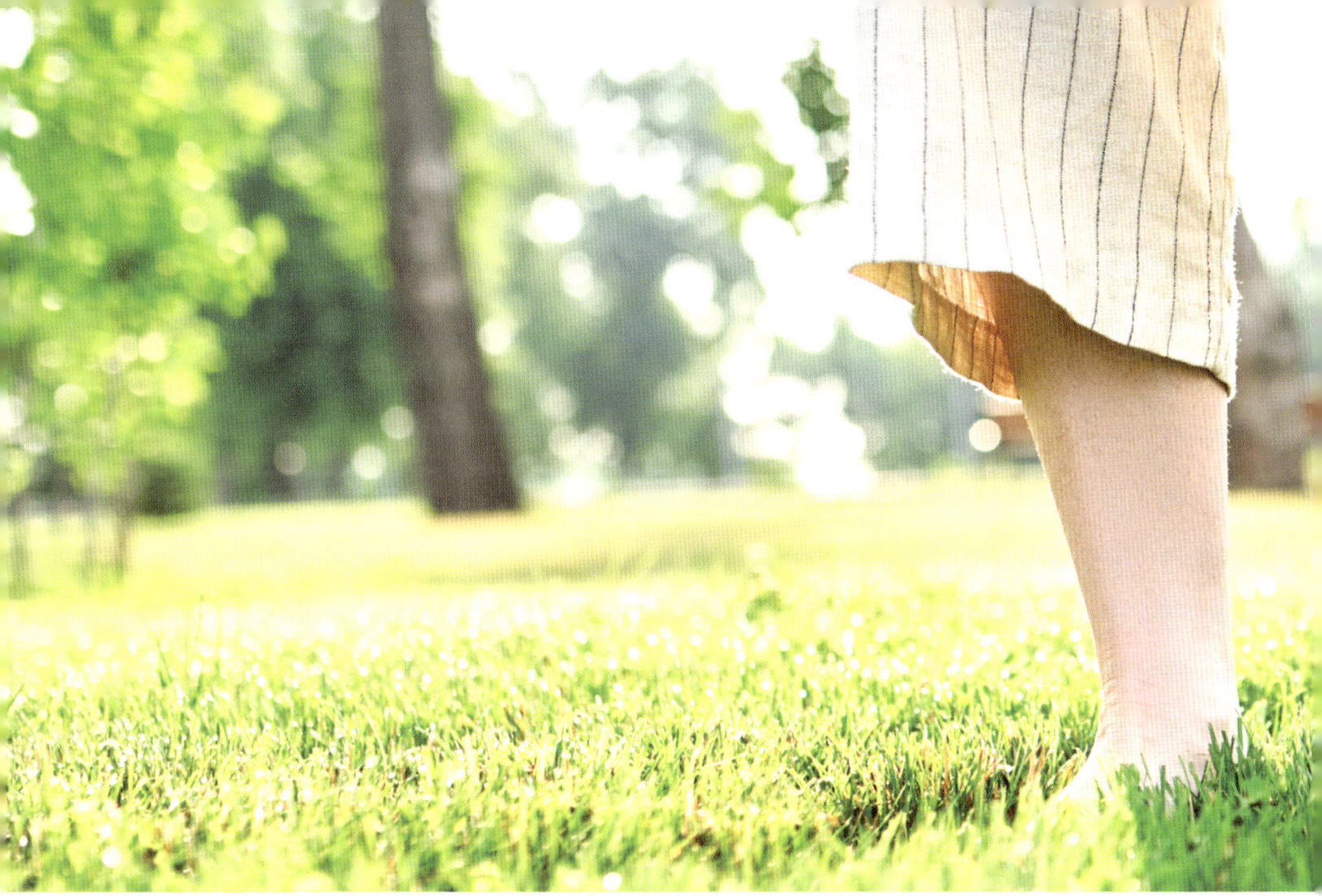

まさに、私もそのひとりです（笑）

生き生きと自分らしく人生を送るには
「健康で元気に動けるカラダ」が必要です。

ところが、私たちは日々の生活の中で、
カラダに悪いことをしているつもりはなくても
知らず知らずのうちに
カラダに負担をかけているのです。

実は、生きているだけで
カラダはゆがむ運命に
あるのです。

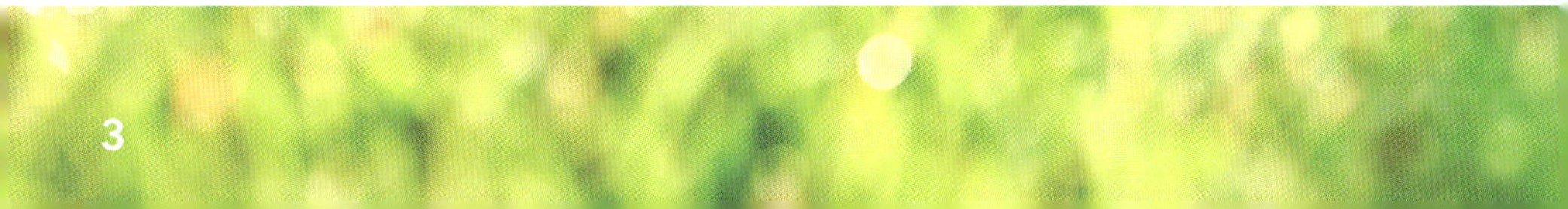

私が営む「宮前まちの整骨院」にいらっしゃるお客さまは、
足、腰、背中、肩など様々な部分に不調を抱えています。
原因の多くは、骨格のゆがみやねじれ。

お悩みに応じて施術を行うと、
「痛みがなくなった」「カラダがすごくラクになりました」と、
満足してお帰りになります。

ところが、です。
数日後にはまた同じ悩みで通院される方が少なくありません。
問題は解決したはずなのに、なぜなのでしょうか。

仕事柄、日本全国、時には海外でたくさんの方々に出会いますが、

何年もの間、整骨院や整体、マッサージ通いを
繰り返している方が非常に多いことに驚きます。

本書を手にしてくださった皆さんの中にも、
いらっしゃるのではないでしょうか。

なぜ、そんなことになってしまうのか？

それは、人にはそれぞれ
「カラダの使い方のクセ」があるからです。

何年もの間、クセのあるカラダの使い方をしているため、
カラダもそのクセに合った状態になっています。

そのため、整骨院や整体、マッサージで不調を改善したとしても、施術後、いつもと同じカラダの使い方をしてしまうと、あっという間に前の状態に戻ります。残念ながら、本当にものの数秒です。

この〝クセ〟に大きく影響を与えるのが利き手と利き足です。

人は「利き手と利き足（主に動かす側）」と「利き手と反対の手や利き足と反対の足（軸として固定する側）」で、バランスを取りながら生活しています。

そこに不調が生まれる大きな原因が隠れています。

猫背矯正マイスター®として、これまで3万人以上のカラダや姿勢を診てきた私は、このことに着目して研究し、メソッドにたどり着きました。

「利き足から歩くのやめる」

たったこれだけでカラダは変わります。
足や腰、背中などの不調だけでなく、心の状態も変わります。
8〜9ページに、実際に体験した方の声をご紹介しています。
ぜひ、ご覧ください。

慢性的な不調に悩む皆さんにも、
カラダの変化を実感し、生き生きと過ごしていただけたら嬉しいです。

小林篤史

体験者の声

やってみました！

利き足から歩くのをやめたら、どうなった？

「利き足から歩くのをやめる」。

それだけで、本当にカラダは変わるの？

体験者の声をご紹介しましょう。

歩幅が広がり、背筋が伸びた気がします！

利き足から歩くのをやめて、いつもより歩幅を3cm大きくすることを意識してみました。すると、1歩の歩幅が30cmも広がりました。1歩目の踏み出しが強くできるのも感じて歩きやすかったです。写真で見ると、背中が少し伸びたような気がします。これだけで良いなら続けていきたいです。

20代 男性

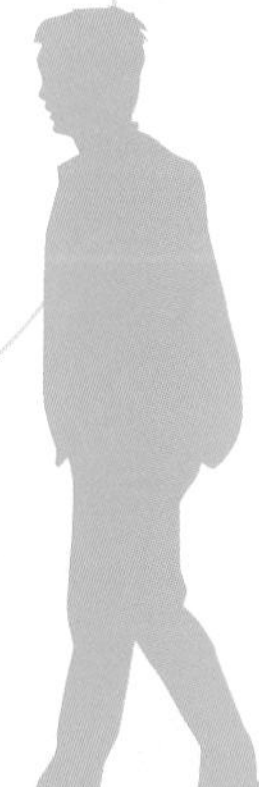

50代 女性

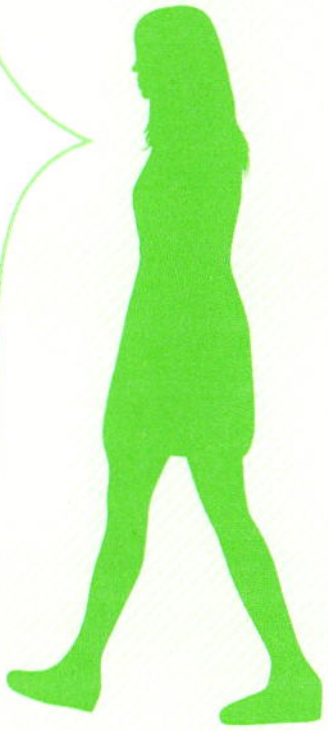

1分間で腰のラインがスッキリしました！

ストライドテストで、左右の歩幅が10cmも違いがあることにビックリしました。その後、言われた通り、利き足と反対の足から踏み出すことを意識して1分間歩いてみると、変わったという感じはしなかったのですが、写真で見ると腰のラインがスッキリしていました。今後も続けてみたいと思います。

40代 男性

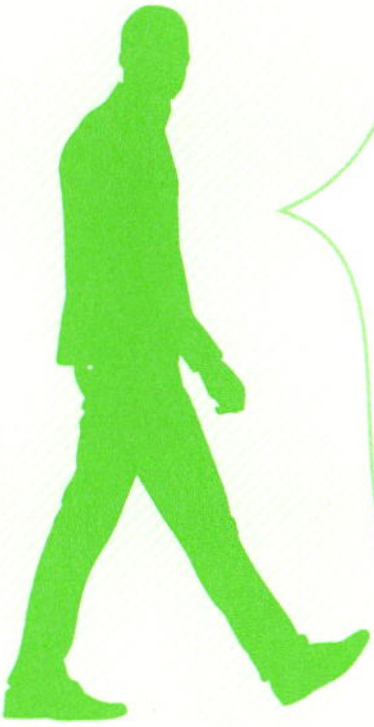

意識して歩くだけで、歩幅も広がりました！

元々、腰痛持ちで姿勢などは気にしていましたが、左右の歩幅で違いがあるとは気が付きませんでした。テストをしてみたら、利き足が右だったので、1分間意識して左足から歩くように。すると、その後自然と10cmも歩幅が広くなり、カラダもラクになりました。

40代 女性

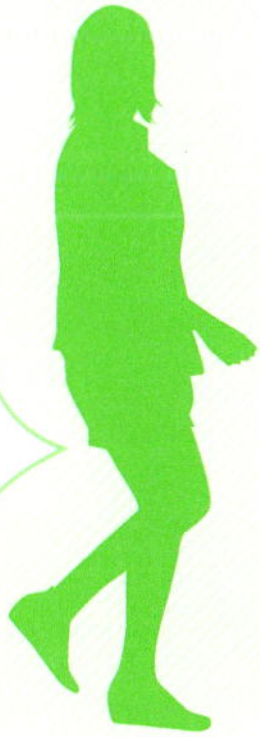

歩幅の左右差が、約10cmも縮まりました！

小林先生に指摘され、左右の歩幅が30cmも違うことに気づいて驚きました。利き足（右）から歩くのをやめ、意識して左足を使って歩くと、最初は気持ち悪さを感じましたがすぐに慣れました。数日で左足の歩幅が22cmものびて、左右差も10cmくらいまで縮んでいました。今後、左右の歩幅が同じになると嬉しいです。

Contents

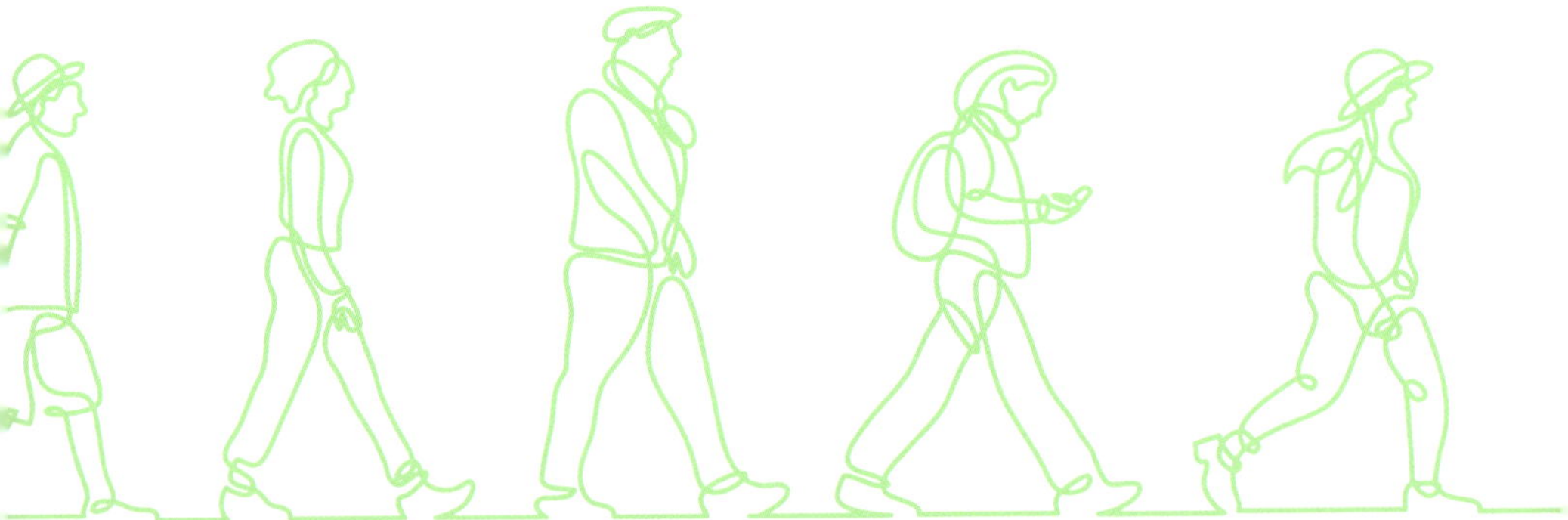

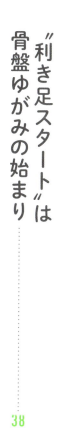

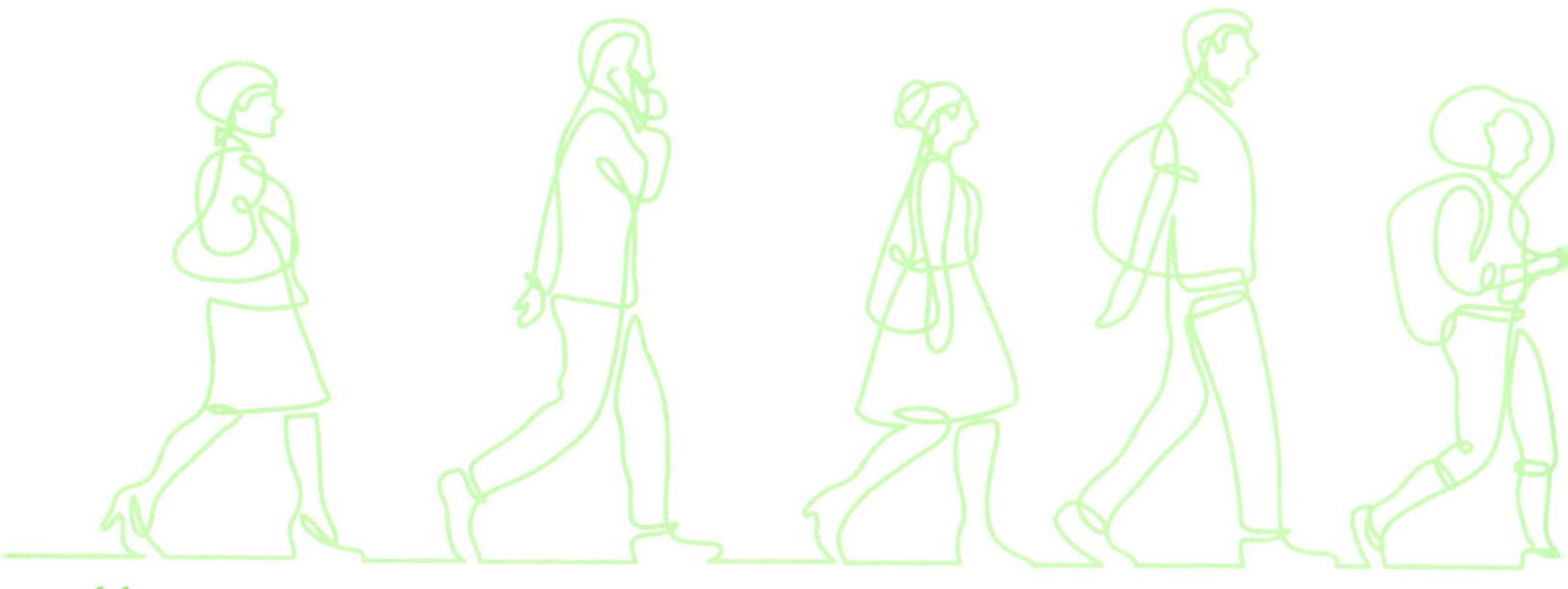

Contents

Part 2

「逆足スタート」でゆがみリセット！

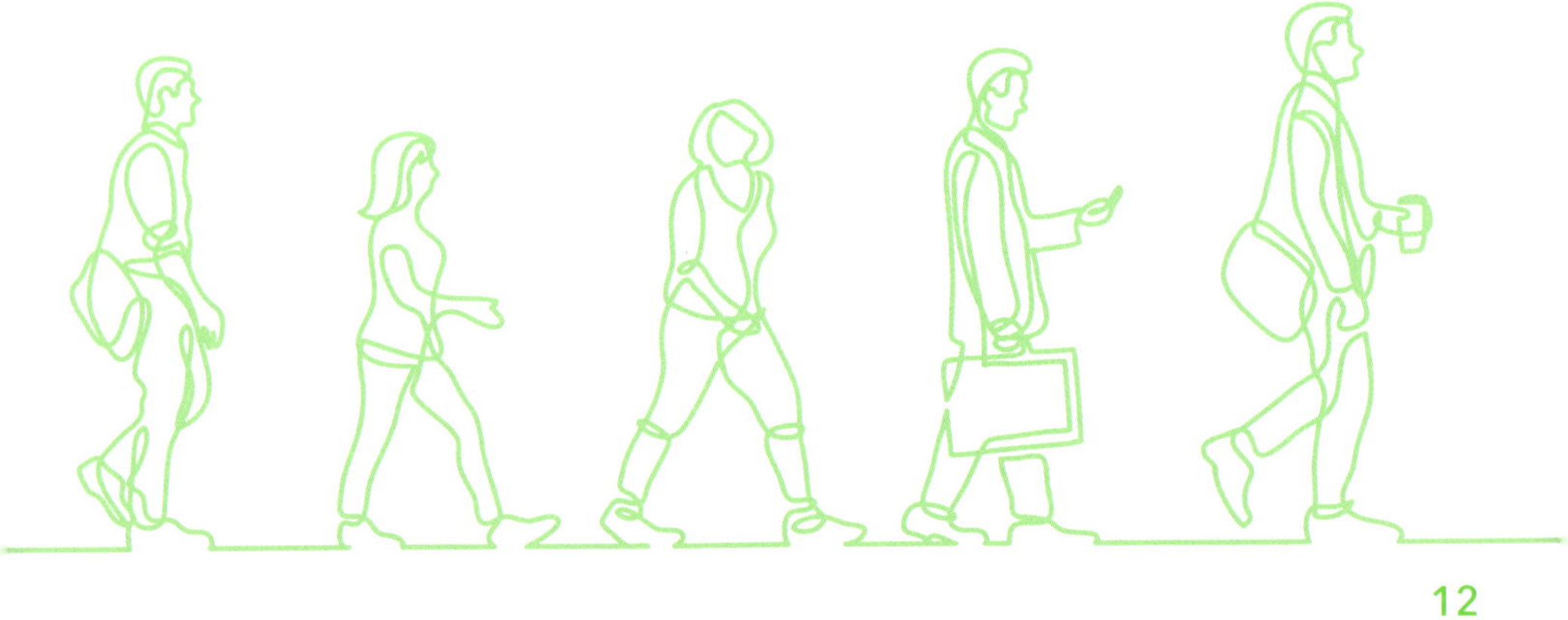

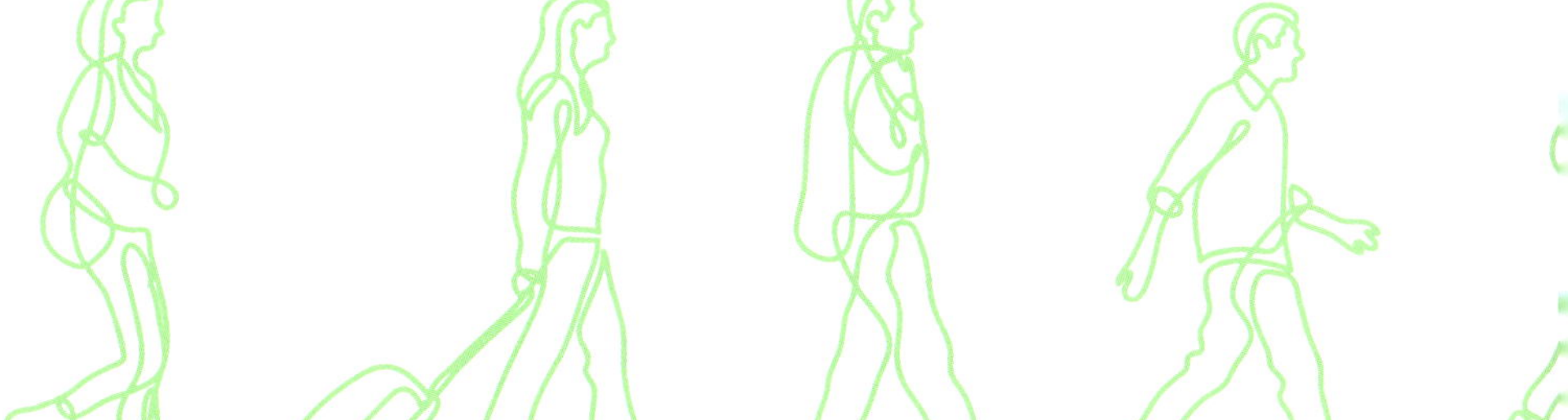

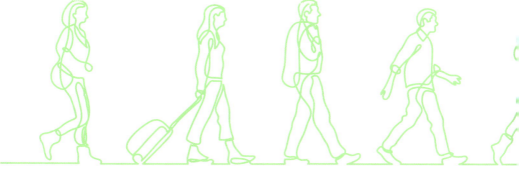

Part 3 教えて！小林先生 カラダとゆがみのQ＆A

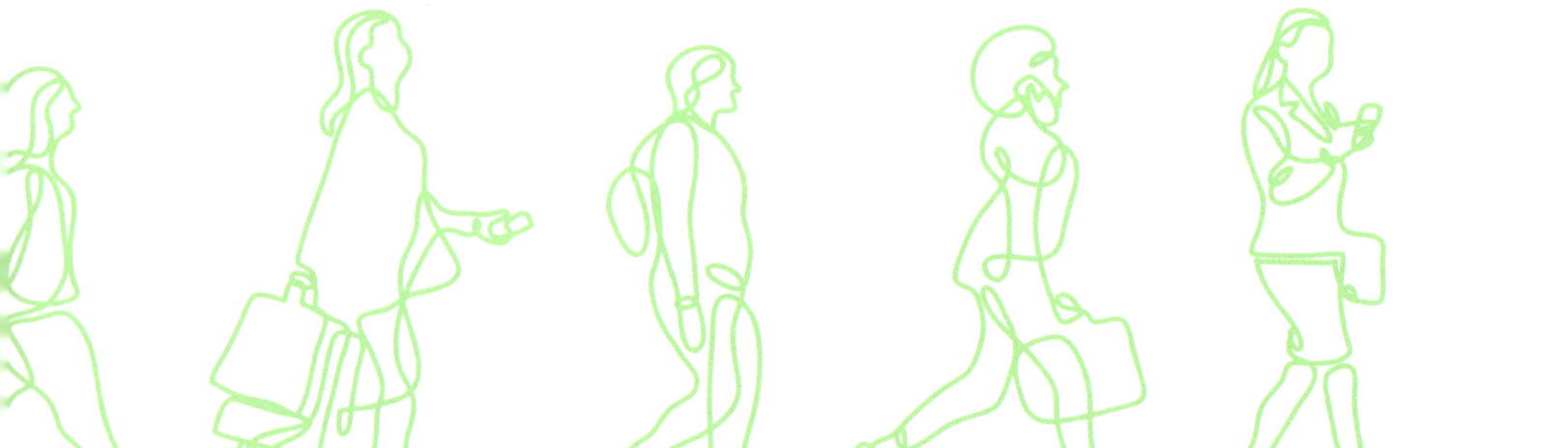

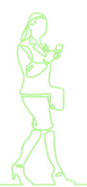

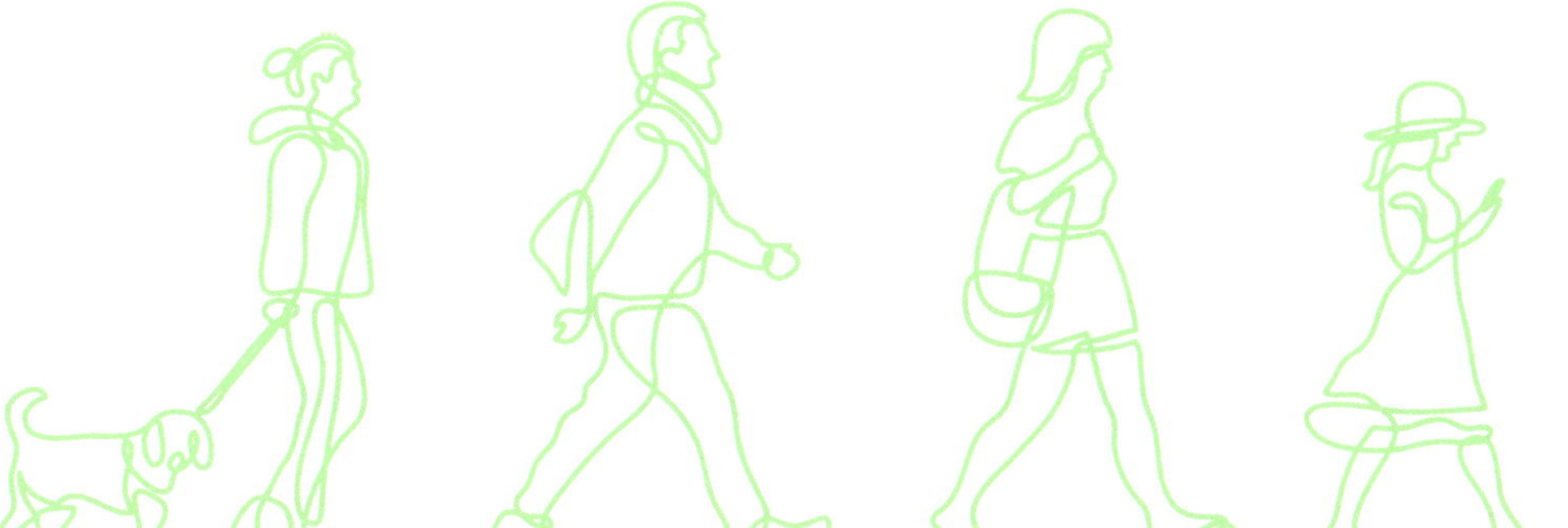

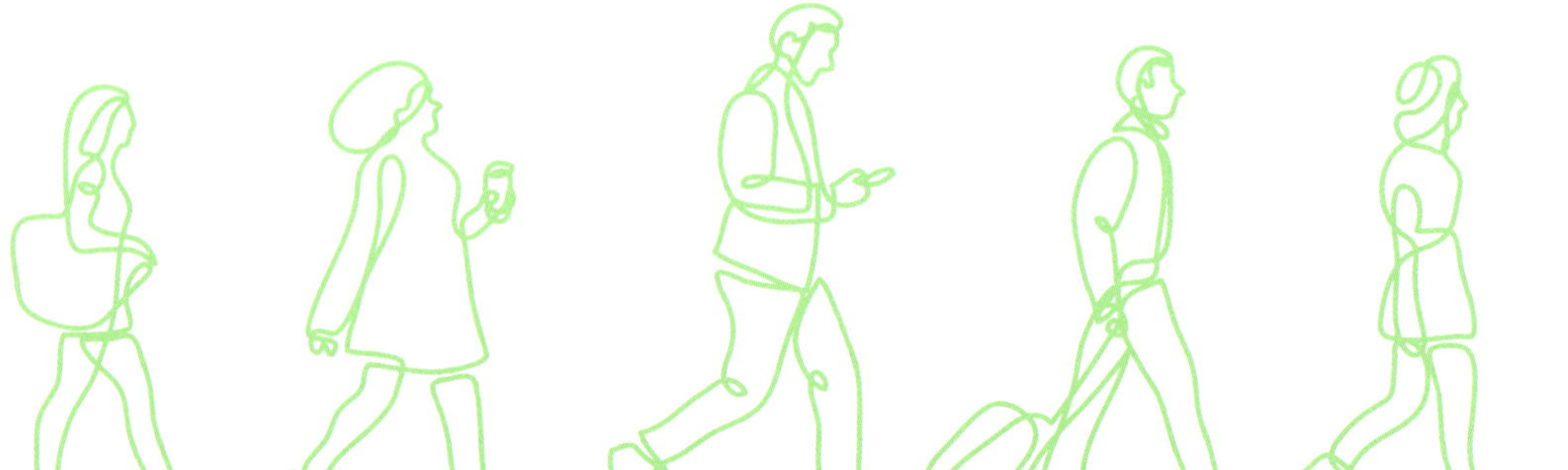

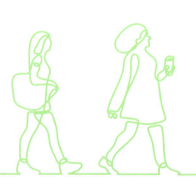

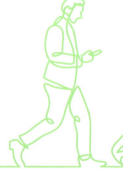

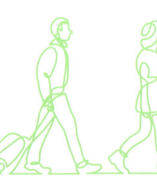

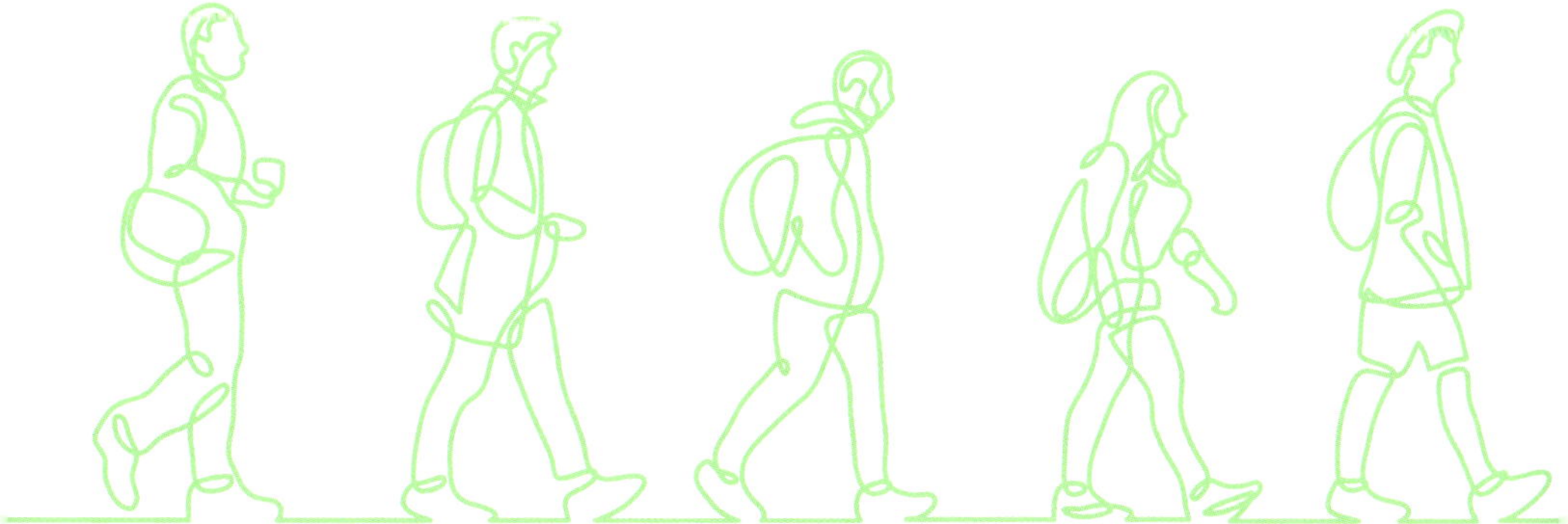

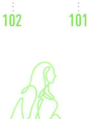

漫画
高梨悟子

撮影・動画
ミヤジシンゴ

モデル
田中陽子
（Joyful Gold Life Design）

校正
鷗来堂

編集協力
源川暢子

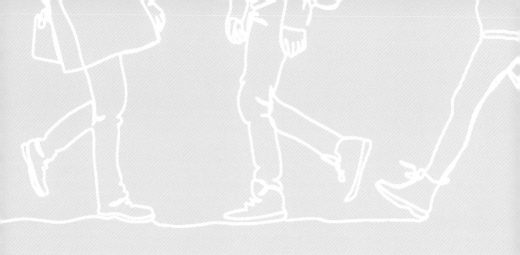

Part 1

利き足がカラダをゆがませていた！？

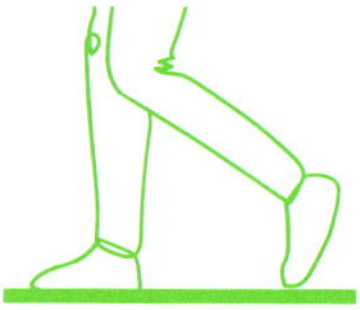

カラダの使い方の〝クセ〟がゆがみを生み出す

姿勢が整うと人生も変わる。

これまで25年超、3万人以上もの人々のカラダを見てきているからこそ、私はそう信じています。これは、大げさでも何でもありません。まぎれもない真実なのです。

私が営む整骨院には、年代、性別を問わず様々なお客様がいらっしゃいます。施術を待っている方の様子をこっそり見てみると、ほとんどの方はうつむき加減で元気がなく、いわゆる覇気がない状態。背中を丸めて、ずーっとスマホをいじっている方もいます。まさに、のびねこ先生の整骨院に通っている〝だるねこちゃん〟のようです。

足、腰、背中、肩――。

不調を抱える場所はそれぞれですが、共通して言えるのが、皆さん、姿勢がゆがんでいるということです。

症状が出ている、出ていないにかかわらず、たいていの人に、多少のゆがみがあります。ゆがみがまったくないのは、生まれたての赤ちゃんくらいでしょう。

「はじめに」でもお伝えしたように、人にはカラダの動かし方にクセがあるからです。

バッグを持つときにいつも右肩にかけてしまう。
傘を持つときは、常に左手で持ってしまう。
階段を昇るとき、いつも左足から昇っている。

どうでしょう。

皆さんにも、思い当たる節があるのではないでしょうか。

日々、こうしたクセのある動かし方をすることで、カラダに変な負担がかかり、それが、だんだんとゆがみになってしまうのです。

実際に、右肩にゆがみが出ている人に話を聞いてみると、そのほとんどが、バッグをいつも右肩で持っています。

カラダの使い方のクセに大きく影響を与えるのが利き手・利き足の存在です。

「利き手は知っているけれど、利き足って何だ？」と思う方もいらっしゃるでしょう。

利き足は、無意識で、日々の行動においてよく使う側の足のことです。箸を持つ、ペンを持つというように、「利き手でないと、不便でやりにくい」ということがほとんどないため、意識していない人が多いと思います。

サッカーや陸上など、足をよく使うスポーツをしている方は分かりやすいかもしれません。ボールを蹴るときに使う足、走り高跳びをするときに踏み切るのに使った足、歩き出すときに最初の一歩を踏み出す足など、動作をする際、主として動かす側が利き足、重心をとるのが軸足となります。

歩く、走る、階段の昇り降りなど、日常の様々な場面で、私たちは利き手・利き足を中心に使っています。

利き足が右なら、歩き出すたびに右足を前に出しやすくするためにカラダをねじっていることになり、このようなカラダの使い方が骨格のゆがみやねじれを起こす原因となっているのです。

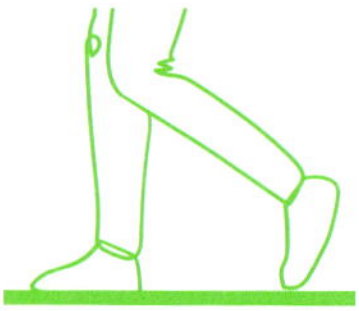

世の中の環境も ゆがみのパターンを後押ししている

突然ですが、質問です。

右手が利き手の人、左手が利き手の人、どちらが多いと思いますか？

実は、右手が利き手である人の割合が圧倒的に高いのです。

日本人の場合は、右手が利き手である人の割合は、約9割だそうです。

さらに、右足が利き足の人と左足が利き足の人の割合は7対3であり、利き手が右である場合、利き足が右である人が9割以上というデータもあります。

このように、右利きの人が多いことから、世の中の仕組みは往々にして「右利き仕様」になっています。

はさみや包丁などの道具、自動販売機、エレベーターのボタンなどの機械、陸上競技場のトラックが反時計回り（左回り）になっているのも、世界的に右利きが多いことが理由の一つだと言われています。

利き手・利き足があることで、ただでさえ、ゆがみやねじれの発生が運命づけられてしまっているのに、環境も後押ししているというわけです。

一定方向にばかりカラダを使っていると、当然、筋肉のつき方も変わりますし、可動域も変わります。それゆえ、ゆがみやねじれのパターンが決まり、それがカラダのクセになり、不調を生む原因となります。

あるプロ野球選手は、右利きであり、ボールも右手で投げるため、練習の最後に、左手で何球か投げてバランスを整えているそうです。またあるプロのサッカー選手は、シュートの練習をする際、右足で蹴る練習と左足で蹴る練習を交互にしているそうです。練習によって生じたゆがみをとり、全体のバランスを整えるためです。

私たちも彼らと一緒で、日々の生活の中でゆがみが蓄積されています。整体・整骨院・マッサージなどでそのゆがみをとることはできますが、毎日通うことはなかなか難しいでしょう。

日々の生活の中で、ゆがみをとり、バランスを整える動作を入れていけば、カラダの不調も起きにくくなります。慢性的な痛みや不調を起こさないための大切なポイントです。

それが、「利き足から歩くのをやめる」ことなのです。

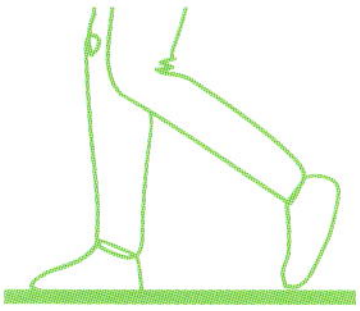

歩き出しの一歩を変えるだけでゆがみをリセット

多少のカラダのゆがみがあるからといって、日常生活に緊急に困ることが出てくるわけではないかもしれません。

ただ、想像してみてください。ゆがんだ状態のまま、ずっと生活を続けた自分の将来の姿を……。

辛そうな自分の姿が目に浮かんだのではないでしょうか。

骨盤のゆがみは、左右の傾き、前傾や後傾、ねじれなど、その人の生活パターンによって異なり、それによって引き起こされる不調も様々です。

頭痛、腰や首、肩や背中の痛み、股関節や膝の痛み、便秘、むくみ、冷え性、生理不順など、思い当たる症状がある方も多いでしょう。

「生きているだけで、カラダはゆがむ運命にある」と、最初にお伝えしました。そもそも、人間のカラダは心臓や胃がやや左寄りについており、肝臓や胆のうは右側にあるように、生まれつき左右非対称です。それに加え、利き手を常時使うことでよく使う側にカラダは傾きがちです。

さらに、利き足ばかりを使うことで、よく使う側の逆側にカラダが回旋していきます。右利きの人のすべてが、利き足も右というわけではありませんが、その確率が高いことから、先ほどもお話ししたように陸上競技のトラックは反時計回り（左回り）になっています。カラダが回旋しやすいつくりになっているともいえるでしょう。

日常生活のゆがみは、ある程度は仕方ないと考える。
ただし、なるべく蓄積させず、早くリセットする。

これを叶えるのが、歩き出すときに踏み出す足を、利き足ではない方にすること（本書では「逆足スタート」と言います）なのです。

「逆足スタートばかりしていたら、今度は逆方向にカラダがゆがんでしまうのでは？」と、心配になるかもしれませんが、その必要はまったくありません。

人間のカラダは、変化を嫌うものだからです。

整体などでガッツリ施術をしても、すぐ元に戻ってしまうというお話をしたように、利き足スタートのクセが形状記憶されてしまっているからです。だからこそ、この「逆足からスタートする」という意識を常に持つことが大切なのです。

使い方のクセを変えることをカラダに意識させ、ゆがみをリセットする。

不調の原因やカラダの不快さを軽減できる方法を知っていることは、みなさんにとって健康で生き生きと過ごすための強い味方となるはずです。

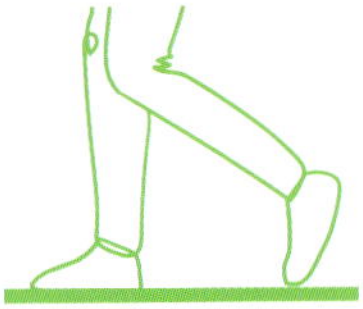

まず、自分の利き足を知ろう

利き足、利き手を何気なく使う、〝クセ〟から始まるゆがみ。まず、自分の利き足を知るちょっとしたテストをやってみましょう。

「利き足を調べる方法」で検索すると、ウェブサイトでも様々な方法が出ています。

「まっすぐに立って、カラダを前に傾けたときに最初に出る足」

「あぐらをかいたときに、上になる足」

「片膝をついて座ったときに、膝が床につく方が利き足」など。

どれも間違いというわけではないですが、あいまいな結果となってしまうものも多いです。

本書では、私が営む整骨院で取り入れている利き足をチェックする方法を3つご紹介します。

- **ストライドテスト（歩幅テスト）**
- **寝転び足上げテスト（下肢伸展挙上《かししんてんきょじょう》テスト）**
- **段差降りテスト（階段や段差を降りる動作）**

テストに臨むときのポイントは、「カラダを動かすときに頭で考えないこと」。

普段どおり、何も考えずにカラダを動かしているのと同じように自然に行ってみましょう。

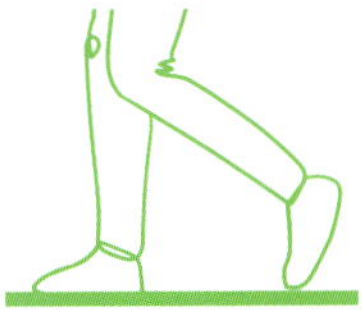

利き足チェック1

ストライドテスト（歩幅テスト）

無意識に歩いたときに、右足と左足のどちらがストライド（歩幅）が大きいか？　を調べるストライドテスト（次ページ）で利き足が分かります。ストライドの左右差を比べ、大きい方が利き足になります。

今回、体験してくれたAさんの利き手は右。目を閉じて自然に大股で歩いてもらったところ、左足に比べて右足のストライドが長く、その差は約9センチありました。このテストから、彼女の利き足は右足、左足を軸足（逆足）として日頃から動いていることが分かります。

なぜ、利き足の方がストライドが大きくなるのかは後ほど詳しくご説明します。

著者 小林篤史からのお願いがあります。

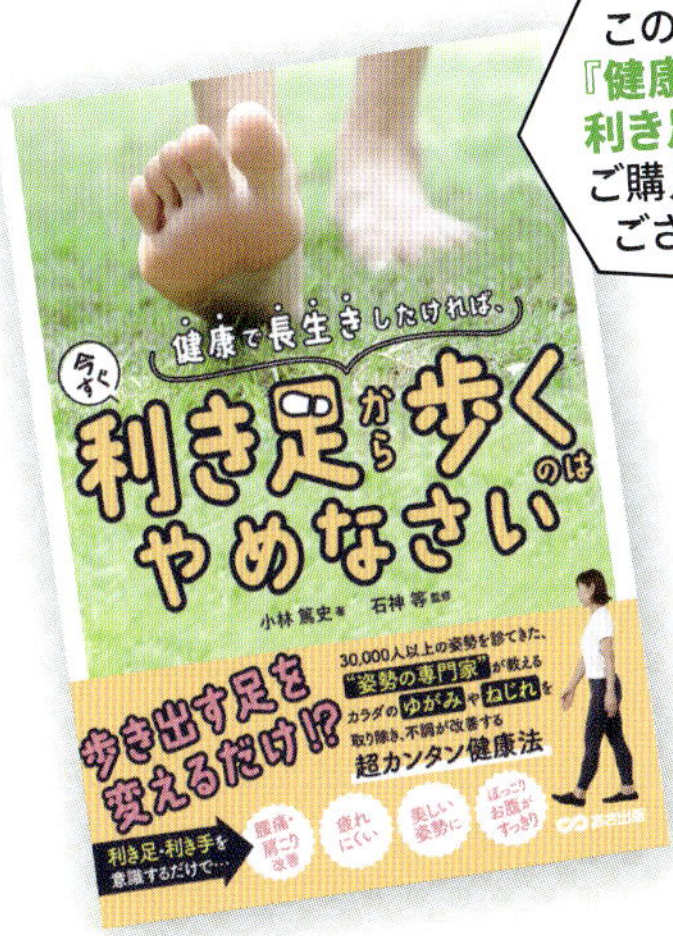

この度は
『健康で長生きしたければ、今すぐ利き足から歩くのはやめなさい』を
ご購入いただき、誠にありがとうございます。

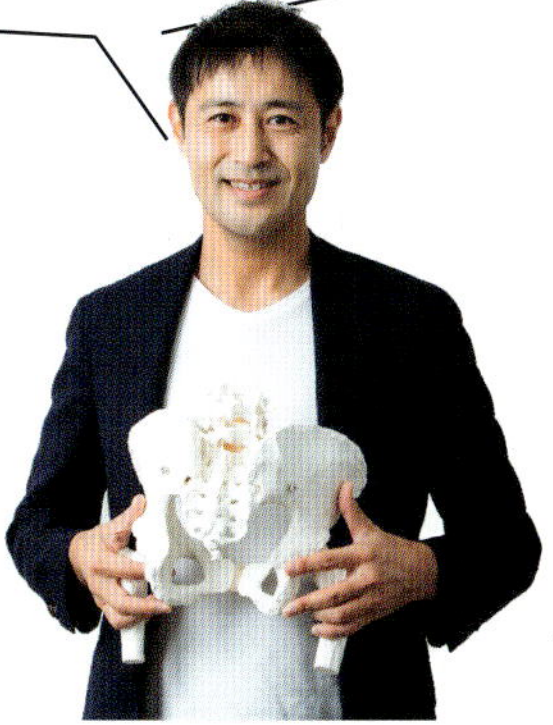

実際に役に立った点、新しい気づき、発見、
面白かったポイント、何でも結構です。
あなたの感想を、楽しみにお待ちしております！

小林篤史のSNSアカウント

Twitter

Instagram

『健康で長生きしたければ、今すぐ利き足から歩くのはやめなさい』

LINE

読者限定プレゼント

＼本書では掲載しきれなかった**ストレッチをプレゼント**／

Step 1

LINE 友達登録

@519jsdhu

Step 2

登録後

トークに特典キーワードを送ってください。

キーワード	利き足

著者・小林篤史が

YouTube でも健康情報やストレッチを発信しています

ぜひチェックしてみてください！

YouTube

小林篤史YouTubeチャンネル

目を閉じて大股で歩き
左右のストライドの差を比較する

準備 テープや付箋など、歩幅をチェックする目印となるものを用意する。
（屋内で）大股でまっすぐ3歩以上歩ける場所を確保する。
スタート地点に、テープを貼る。

Aさんのストライドテストの結果

右左を比べると、右のほうがストライドが明らかに大きかった（左右差は約9センチ）。利き足は右ということが分かった。

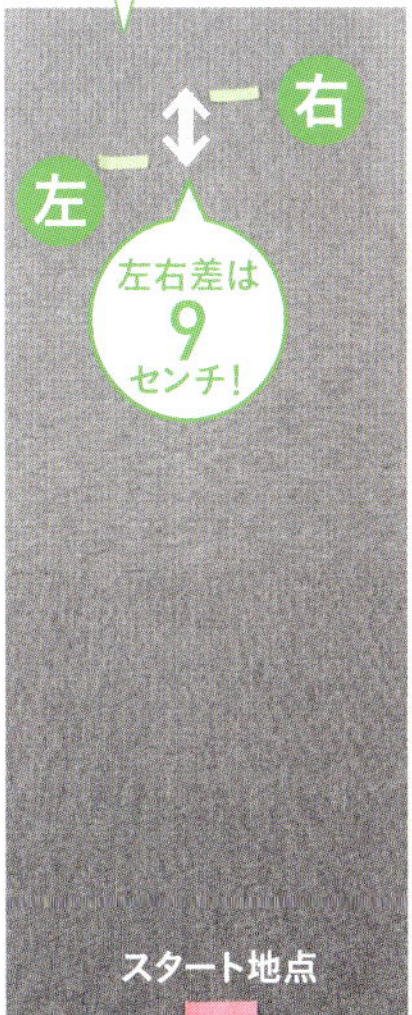

右
左
左右差は9センチ！
スタート地点

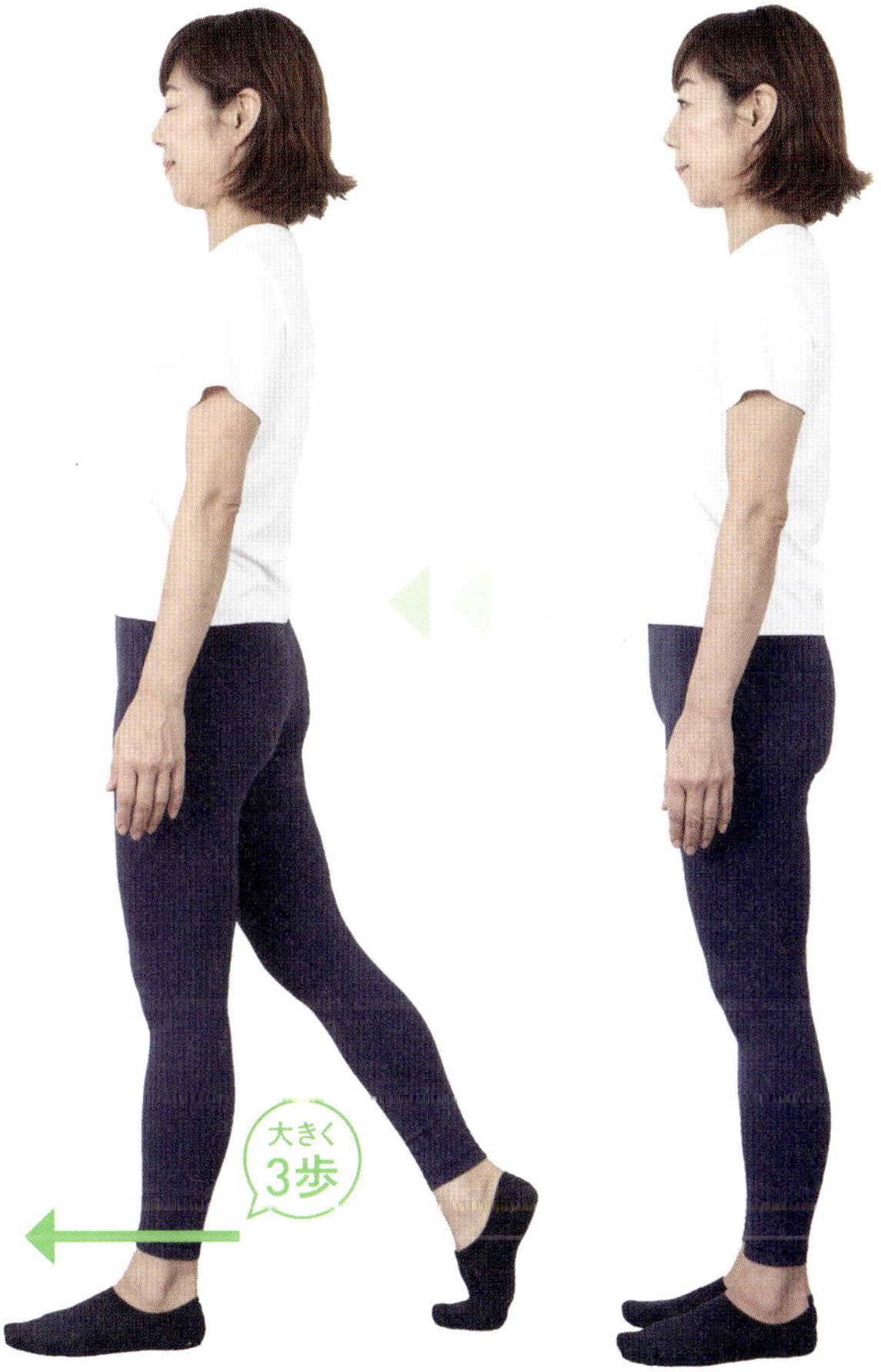

大きく3歩

1 スタート地点につま先を合わせ、まっすぐに立つ。

2 目を閉じて大きく3歩歩く。3歩めのかかとの着地部分にテープなどで印をつける。

3 スタート地点に戻り、目を閉じて今度は2と逆の足から大きく3歩歩く。3歩めのかかと部分に印をつけ、左右差を比べる。

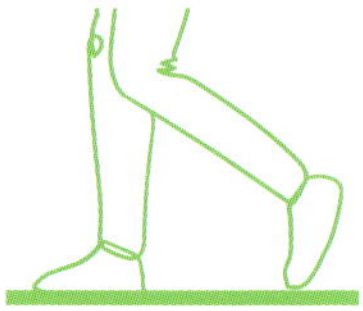

利き足チェック②
寝転び足上げテスト（下肢伸展挙上テスト）

マットや床などに仰向けに寝転び、片足ずつ振り上げる動きでも利き足が分かります。これは、柔軟性を確認するのによく使われる方法で、振り上げた足の可動域の大きい方が利き足です。

体験者Aさんの場合、右足の可動域が大きかったので、利き足が右だと分かります。

Aさんのように利き足が右の人は、いつも左足に重心をかけてカラダを支えているので、左足の方が安定感はありますが、筋肉が緊張状態にあり可動域が小さくなる傾向があります。そのため、右足はすんなり振り上げられますが、左足は太ももの後ろで引っ張られる感覚が出てきて右足ほど上がらないのです。一方、利き足が左の人は右足が上がりにくいです。

一方の足を床やマットレスの面につけたまま、逆の足をできるだけまっすぐに振り上げる

1 カラダが沈まないベッド（マットレスが硬めのもの）や床（ヨガマットや薄めのマットレスでもOK）に仰向けに寝転び、足をまっすぐに伸ばす。

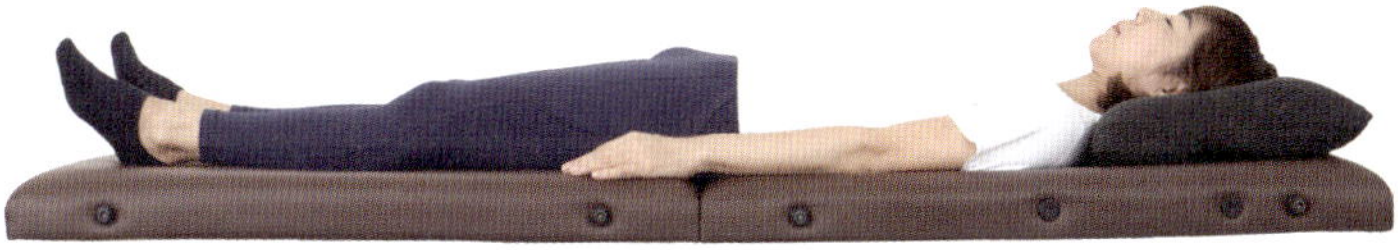

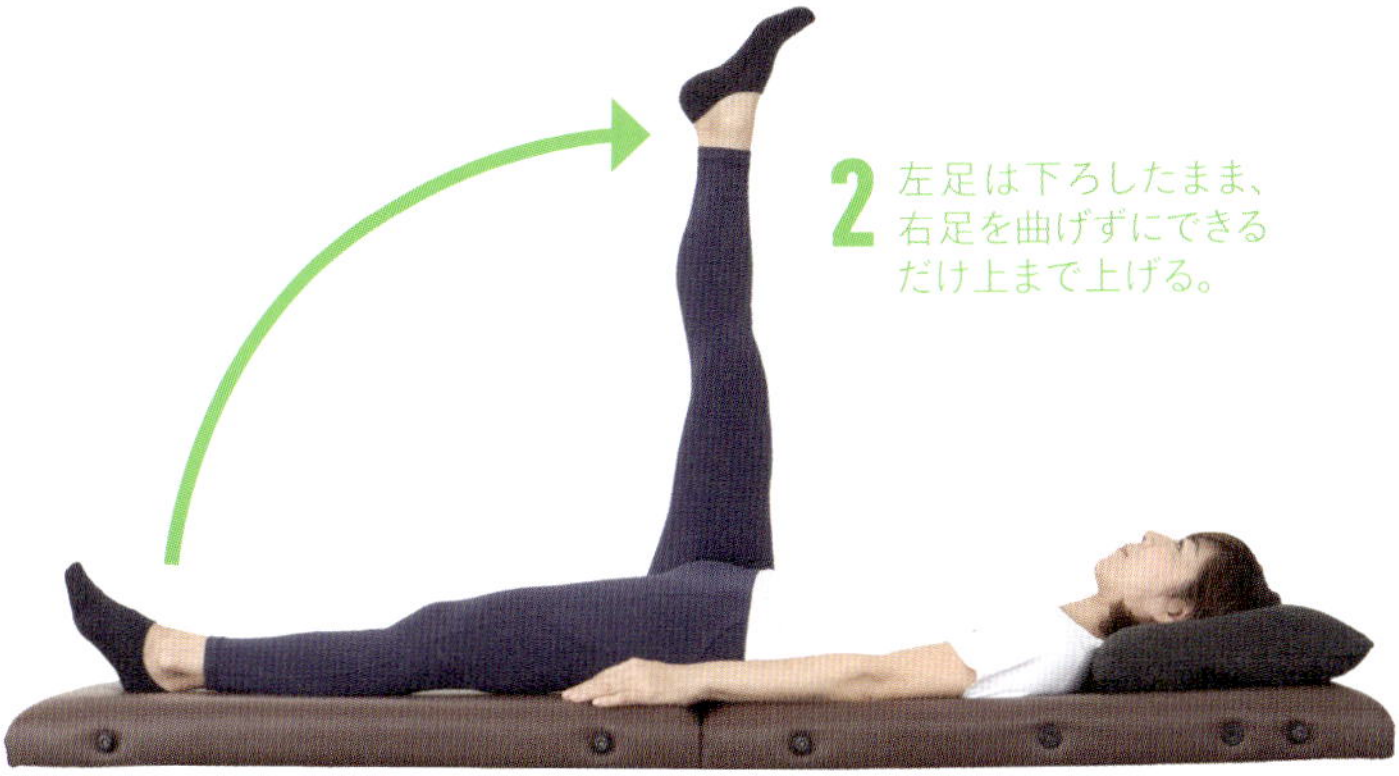

2 左足は下ろしたまま、右足を曲げずにできるだけ上まで上げる。

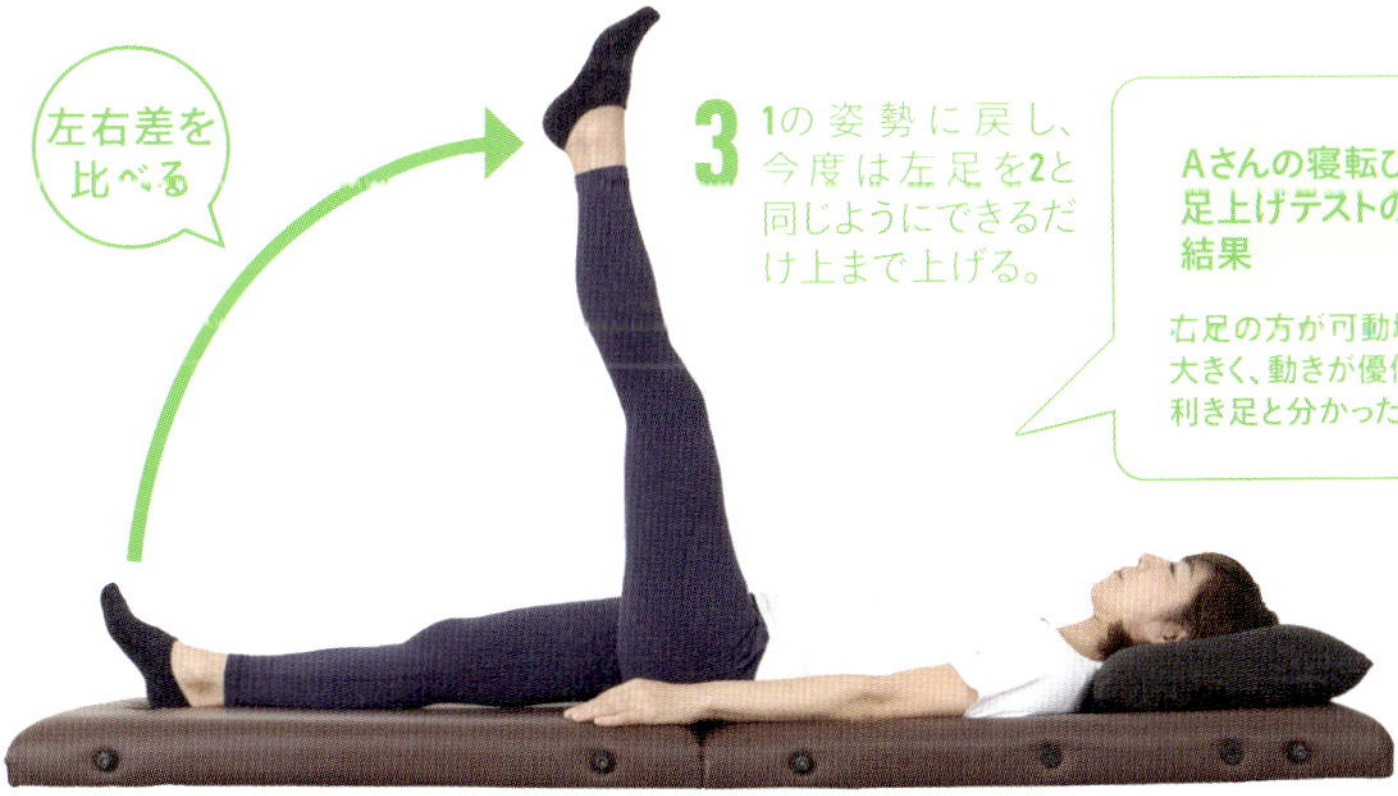

3 1の姿勢に戻し、今度は左足を2と同じようにできるだけ上まで上げる。

Aさんの寝転び足上げテストの結果

右足の方が可動域が大きく、動きが優位＝利き足と分かった。

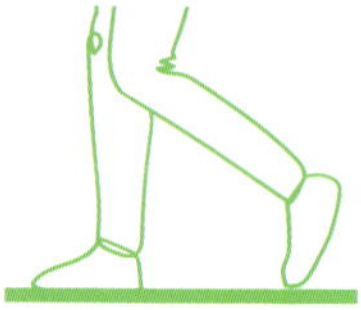

利き足チェック③

段差降りテスト

階段や歩道の段差などを「降りる」動作でも、利き足が分かります。「昇る」動作ではなく、あえて「降りる」動作にするのは、できるだけ頭で考えずに無意識で動いたときのカラダの反応を見たいからです。

今回は、当整骨院の前にある道路からの段差を利用して、テストを行いました。体験者のAさんには、何も伝えず自然に段差を降りてもらったところ、右足が先に出ました。

自然に右足が出たことから、Aさんの利き足は右ということが分かります。「段差」という、少し危険も伴った場所のため、「安全に降りたい」という気持ちも影響して、左足でしっかり重心をとって利き足の右足から踏み出したのでしょう。

階段や歩道の段差などを自然に降りる

頭で考えずに、できるだけ無意識で動いたときの
カラダの反応を見るため、手すりなどにはつかまらない。

※小さな段差でOK。
足元がふらついて、転倒すると危険なので無理のないように行いましょう。

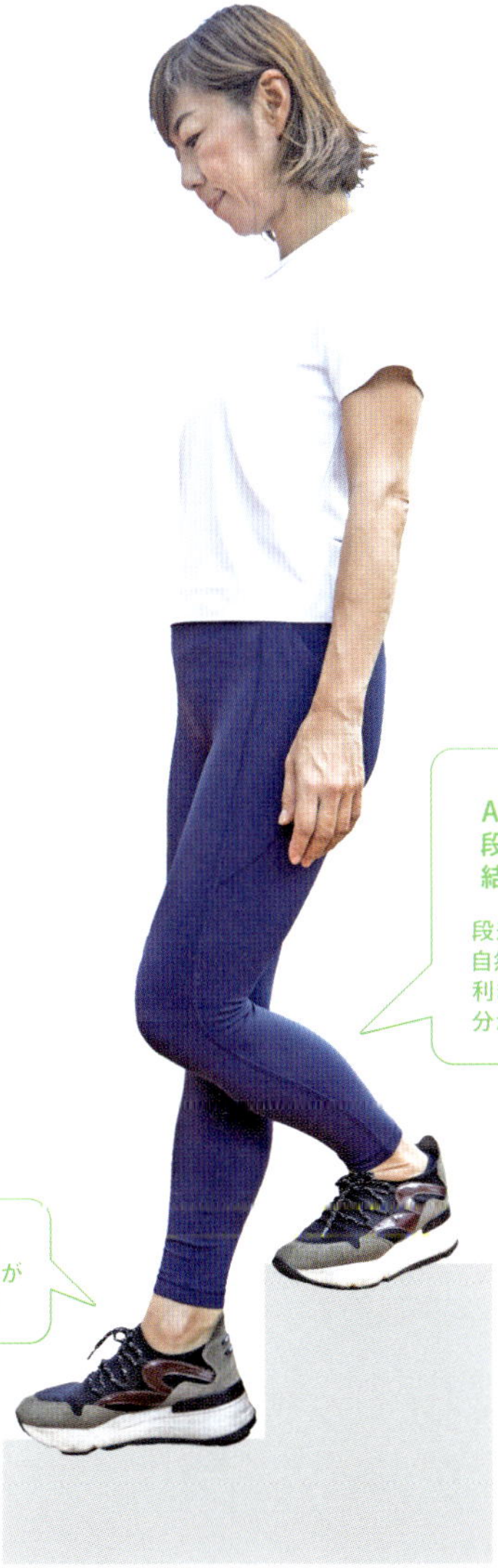

**Aさんの
段差降りテストの
結果**

段差を降りるとき、
自然に右足が先に出た。
利き足が右であることが
分かった。

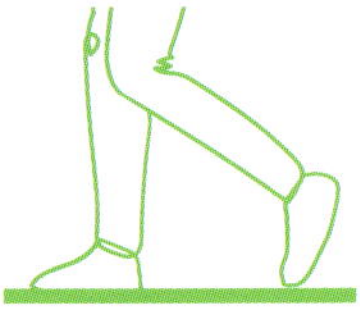

〝利き足スタート〟は骨盤ゆがみの始まり

利き足チェックテストの結果は、いかがでしたか？

利き足チェックで「左右差がまったくなかった」という人は、ほとんどいないでしょう。あまりの左右差に驚いた方もいるのではないでしょうか。

つまり、自分では意識していなくても、カラダの使い方には左右差があり、それが「ゆがみ」につながっていくということなのです。

利き足チェックを弊社のスタッフ13人にも試してもらったところ、ストライドテストでは12人（92％）が右足側のストライドが長く、骨盤のチェックをしたところ、10人に明らかな左右差がありました。

骨盤の構造とゆがみ

上半身を支える骨盤。中心にある仙骨の上に腰骨がある。
左右の腸骨は大腿骨とつながり、
股関節の可動域、歩行時の動きに大きく関係する。

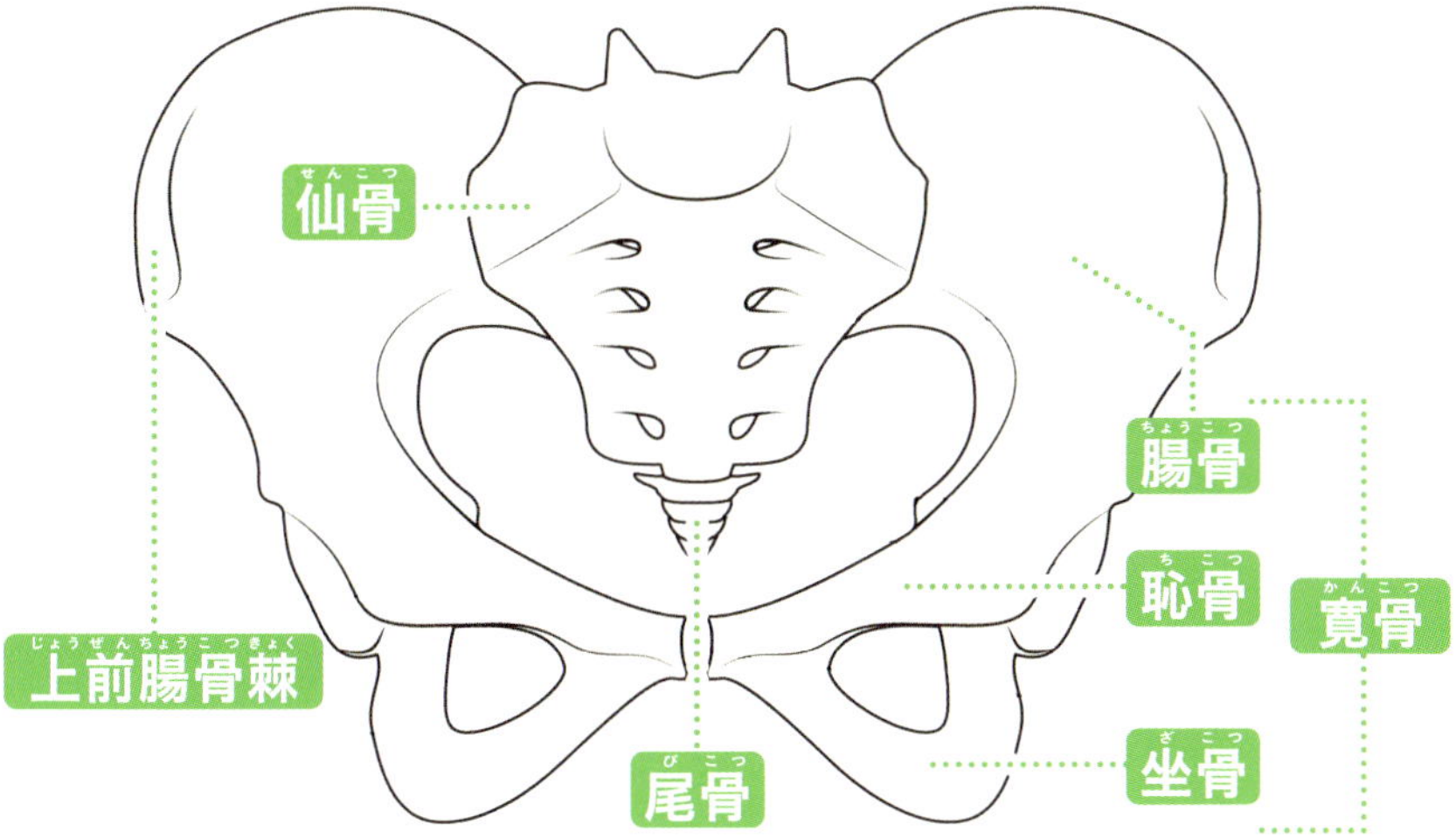

骨盤の左右のゆがみ

1 右の上前腸骨棘が、前傾（前下方向）に回旋する。

2 さらに、1が前面に出るような形で左に回旋する。利き足が右足の場合、このような状態になりやすい。それが原因で、様々な不調が出やすくなる。

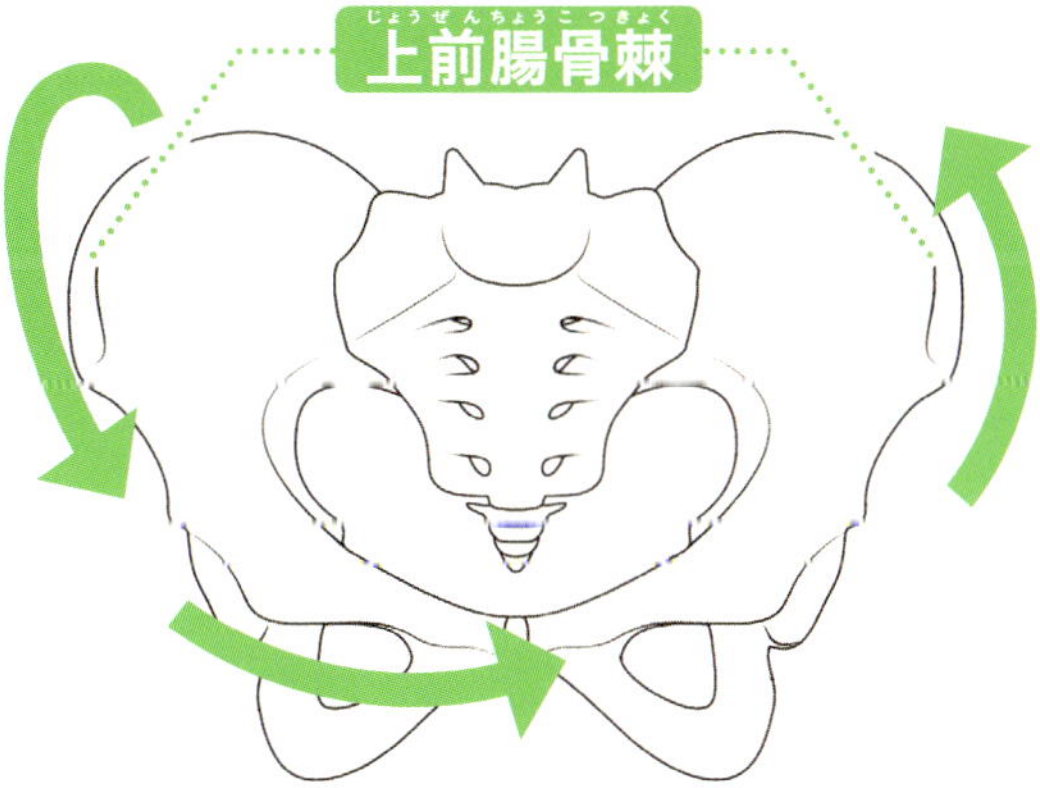

カラダのゆがみと切っては切れない関係である骨盤について、少しお話ししましょう。

骨盤は39ページの上の図のように仙骨《せんこつ》と呼ばれる中央の骨と、それを囲むように配置された寛骨《かんこつ》、尾骨《びこつ》で構成されており、さらに寛骨は左右の腸骨《ちょうこつ》、恥骨《ちこつ》、坐《ざ》骨《こつ》の3つの部分があります。

骨盤の中心にある仙骨の上には腰の骨があり、背骨全体の土台となって上半身の重みを支えています。

ストライドテストで左右差が出るのは、骨盤の中でも左右の腸骨のゆがみが原因です。腸骨は、太ももの骨（大腿骨《だいたいこつ》）とジョイントし、股関節を構成している部分で大きな筋肉がつく場所、つまり足を動かすときに大きく関わってくるため、「利き足からスタートする」クセを続けることで、左右差が出てしまいます。

具体的には、39ページの下の図にあるように、腸骨にある「上前腸骨棘《じょうぜんちょうこつきょく》」と呼ばれる部分（骨盤と大腿、体幹をつなぐ筋肉が付いている突起部の一つ。腰に両手を当てたとき、指先が触れる部分）が前傾し、さらに利き足と逆方向に回旋するゆがみが出てしまうのです。

右足のストライドが大きい人は、右側の上前腸骨棘が左側よりも前に出ている状態でした。

この結果から考えられるのは、右足が利き足の人は普段から左足に重心をかけていることが多く、左足で体を支えることがクセになってしまっているということです。

骨盤のゆがみは、一見しただけでは分かりにくいものです。

次のような方法で、骨盤のゆがみを確認することができます。

足を揃えてまっすぐ寝たときに足の長さが違うと感じるかどうか。

また、両足を揃えてまっすぐ立ったときに、片方の足が〝浮いている〟と感じるかどうか。

いずれの場合も、足の長さが違うのではなく骨盤が左右に傾いているためにそう感じるのです。

自分の左右差を意識することで、「逆足スタート」の効果も高まります。

一度確認してみてください。

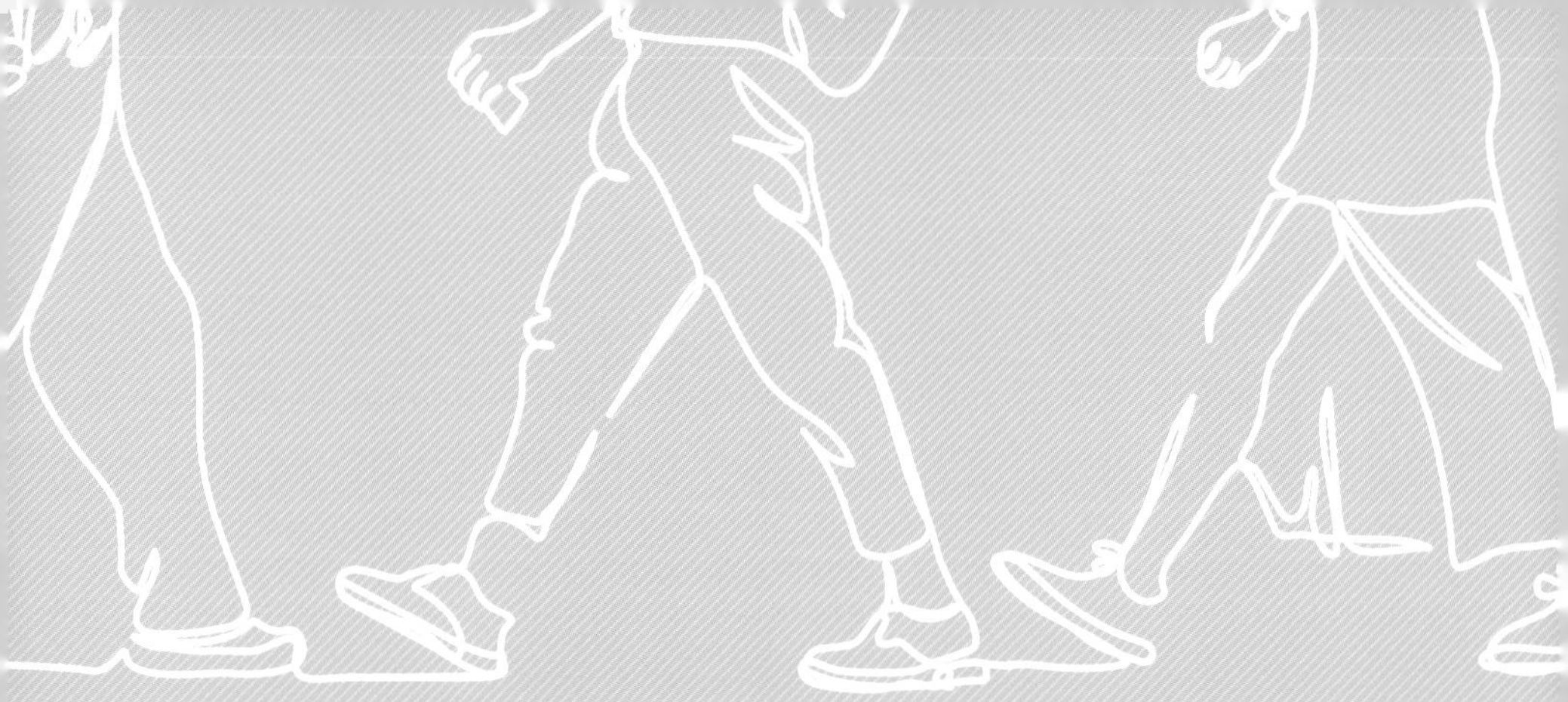

Part 2

「逆足スタート」でゆがみリセット！

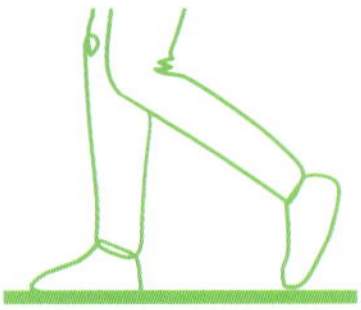

カラダの使い方のクセを意識しましょう

Ｐａｒｔ１で、利き足チェックテストにおいて左右のストライドや可動域に差が出るのは、カラダの動かし方のクセが決まっているからだとお伝えしました。利き足が右の場合は、歩き始めるときに左足に重心をかけ、カラダを支えながら右足を前に出す、という動きをする方が圧倒的に多いです。そのため、左側の股関節の周囲にある筋肉が、右側に比べて柔軟性がなく緊張状態にあります。

思い出してみてください。信号待ちのときなど意識しない立ち姿勢のとき、どちらかの足に重心をかけて立っていることが多いのではないでしょうか？

思いあたる方は、左右非対称のゆがんでいる状態がラクになってカラダが慣れてしまっているということです。放っておくとますますそのクセがひどくなり、不調が生じ始めてきます。

カラダにとって、〝ラクだから〟やっている動きやクセが、実は慢性的なカラダの痛みや不調につながってしまうという、負の連鎖となっているのです。

この負の連鎖をリセットするために、ぜひ行ってほしいのが、「いつもと逆の足から歩き始める」ことです。

ストライドテストで、逆足から歩き出したとき、「思ったよりも足が前に出ない な」「足を前に出そうとすると、太ももの裏が突っ張る」などの違和感を覚えた方も多いのではないでしょうか。日頃、左右のバランスに気をつけて生活しているつもりでも、利き足、利き手がある以上、ゆがみは生じてきます。そのことを意識して、日々過ごすことこそが大切なのです。

〝歩き出しの足を変える〟だけですが、最初は慣れないものです。まずは1分程度歩くことから始めましょう。

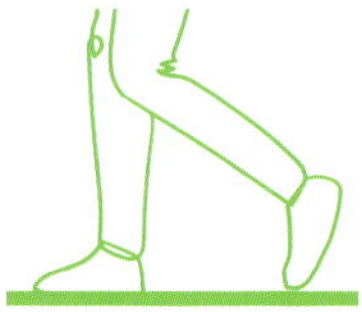

「逆足スタート」歩く前の準備 ―骨盤を立てる―

基本的には、歩き始めを利き足からではなく「逆足」からスタートするだけ。このとき、気をつけたいのが「骨盤を立てて歩く」ことです。ポイントは、次の3つです。

- **両足のかかとをつけて、まっすぐに立つ**
- **足先は90度に開く**
- **お尻のほっぺたを押さえ、お尻の穴をキュッと締める**

47ページの姿勢がスタートポジションとなります。

準備 骨盤を立ててスタート！

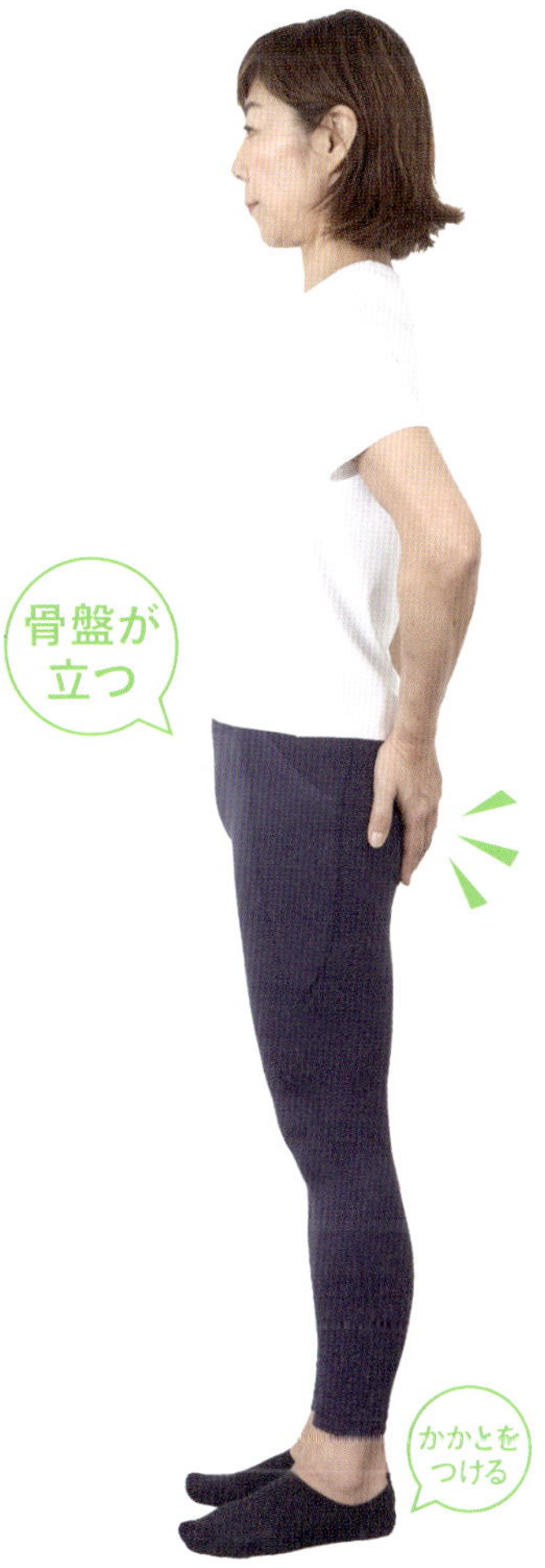

骨盤が立つ
かかとをつける

お尻の穴を締めるとき、お尻のほっぺたを押さえながら行うことで、骨盤が「立つ」感覚がより分かりやすくなる。このポーズを毎日10秒続けると、骨盤のゆがみが改善する。骨盤が立ったら、手は自然に下ろす。

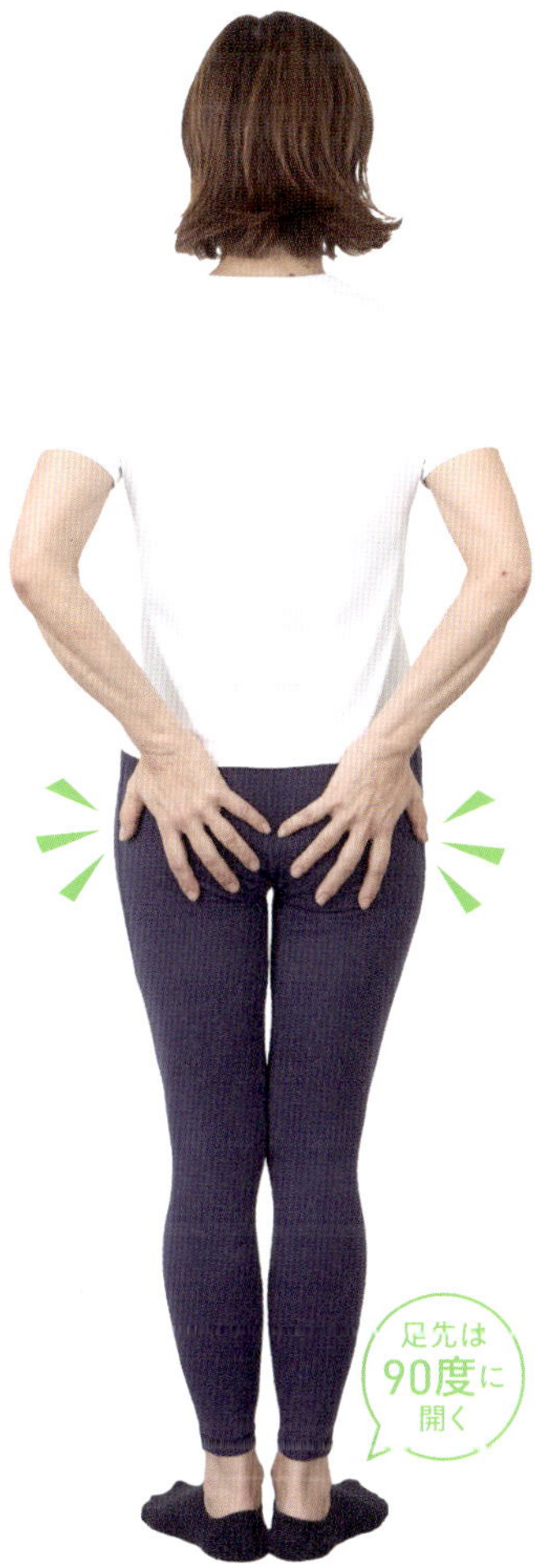

足先は90度に開く

まっすぐに立って、両足のかかとをつける。お尻のほっぺたを両手で押さえながら、足先を90度に開いてお尻の穴をキュッと締める。この動作で、前傾・後傾しがちな骨盤がすっと立つ。

逆足スタート

いつもより大股で歩きましょう

利き足と逆の足（写真の体験者Aさんの場合は左足）から、足をまっすぐ前に出して歩く。つま先を上げて、かかとから着地。いつもより3㎝ほど大股で歩くことを意識する。

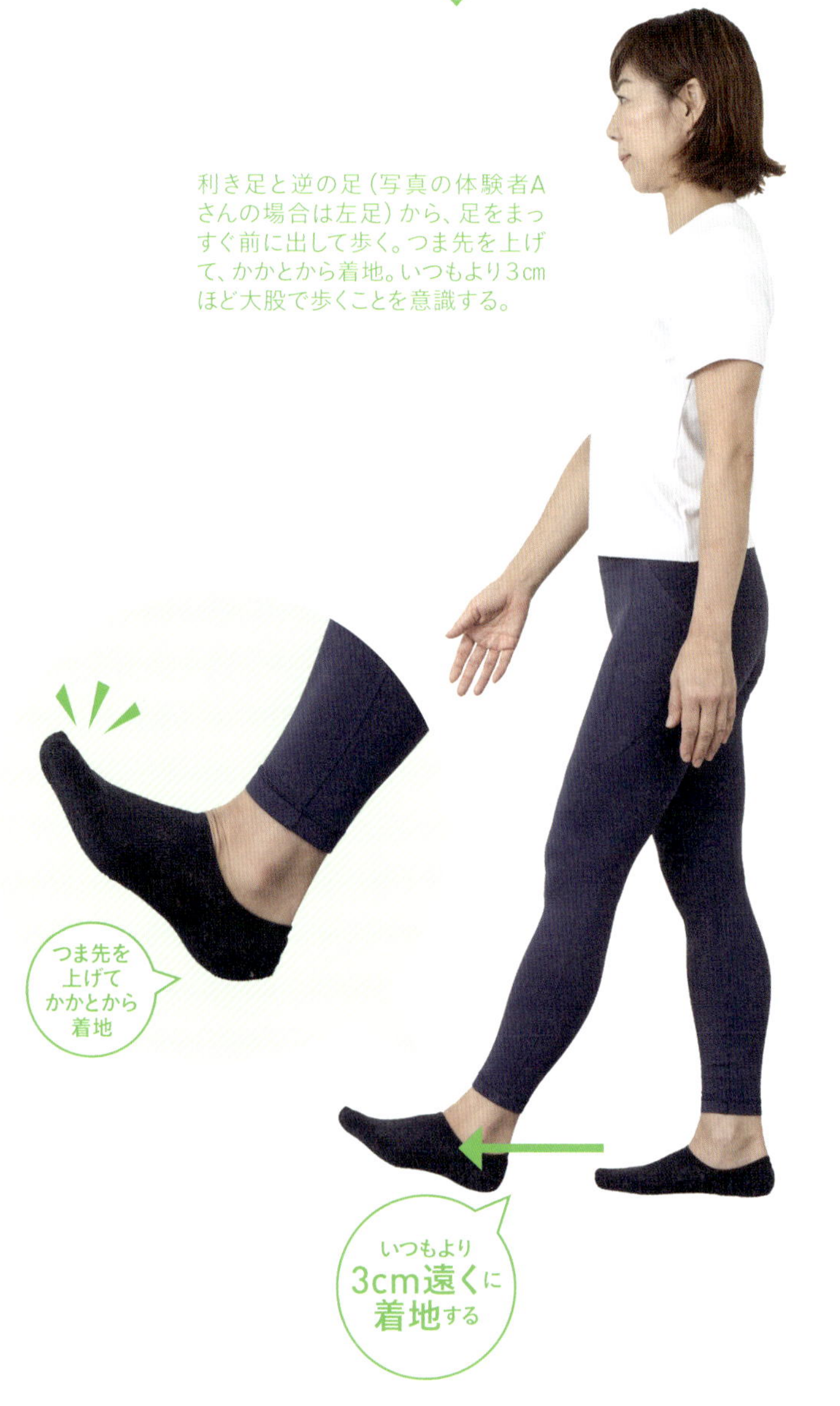
つま先を
上げて
かかとから
着地
いつもより
3cm遠くに
着地する

まずは1分間続けてみよう！

逆足スタート

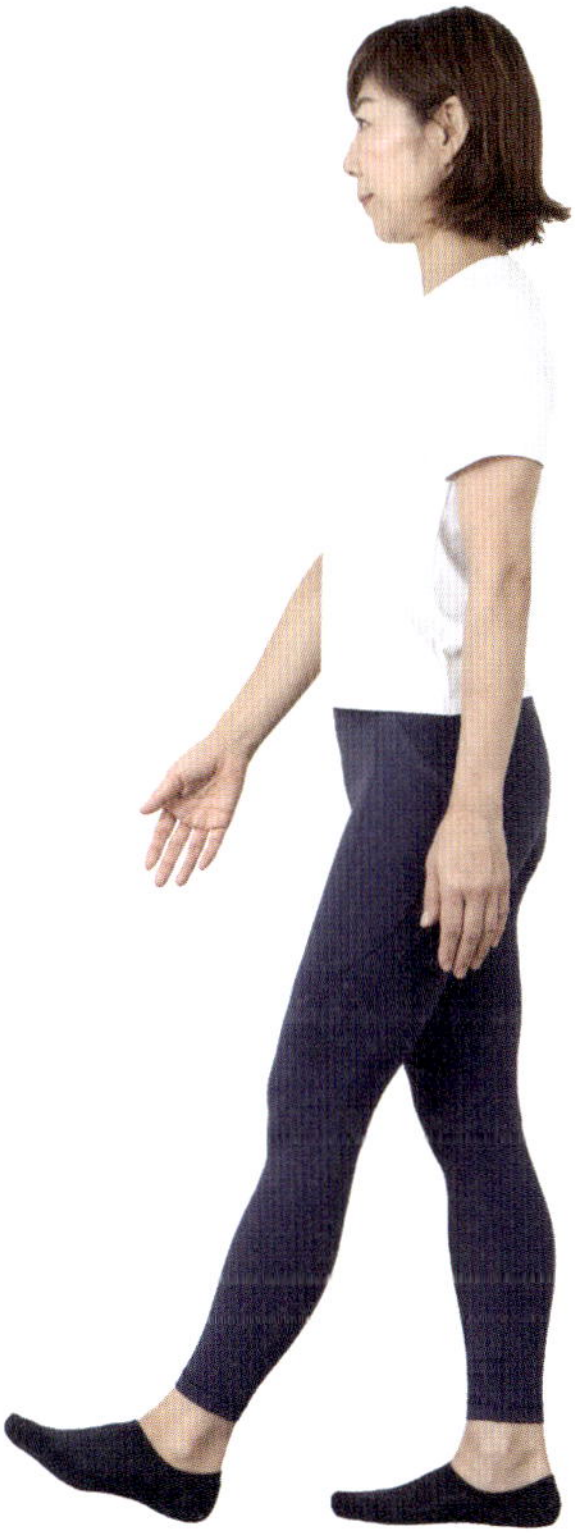

- 骨盤を立てて準備
- 手は自然に下に下ろす
- 利き足と逆の足からスタート
- ストライドはいつもより＋3㎝を意識
- つま先を上げて、かかとから着地
- 歩き始めを常に意識する

「逆足スタート」がよりわかる動画を見ながら、まずは1日1分、実践してみましょう！

http://special.asa21.com/special/kikiashi/movie/

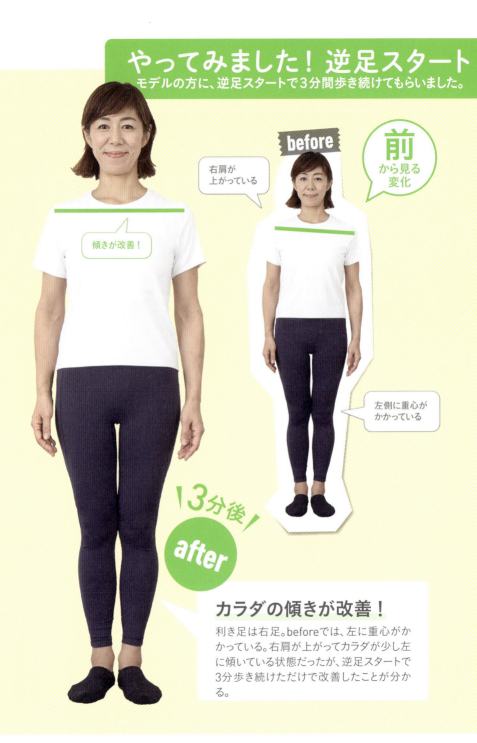

やってみました！ 逆足スタート

モデルの方に、逆足スタートで3分間歩き続けてもらいました。

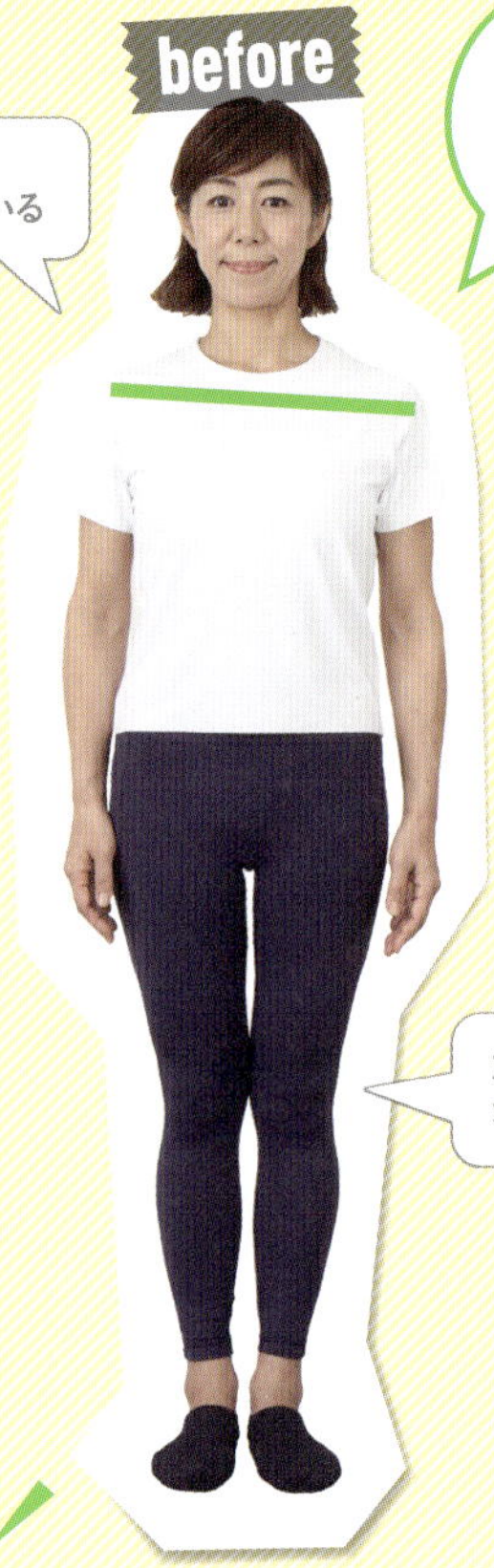
before
右肩が
上がっている
左側に重心が
かかっている
前
から見る
変化

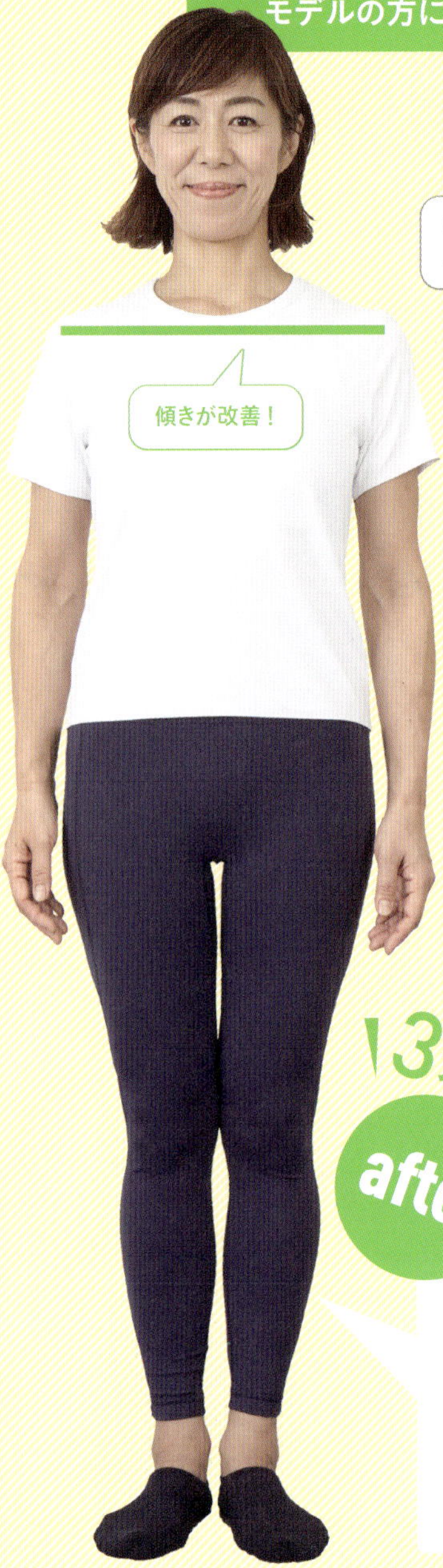
傾きが改善！
3分後
after

カラダの傾きが改善！

利き足は右足。beforeでは、左に重心がかかっている。右肩が上がってカラダが少し左に傾いている状態だったが、逆足スタートで3分歩き続けただけで改善したことが分かる。

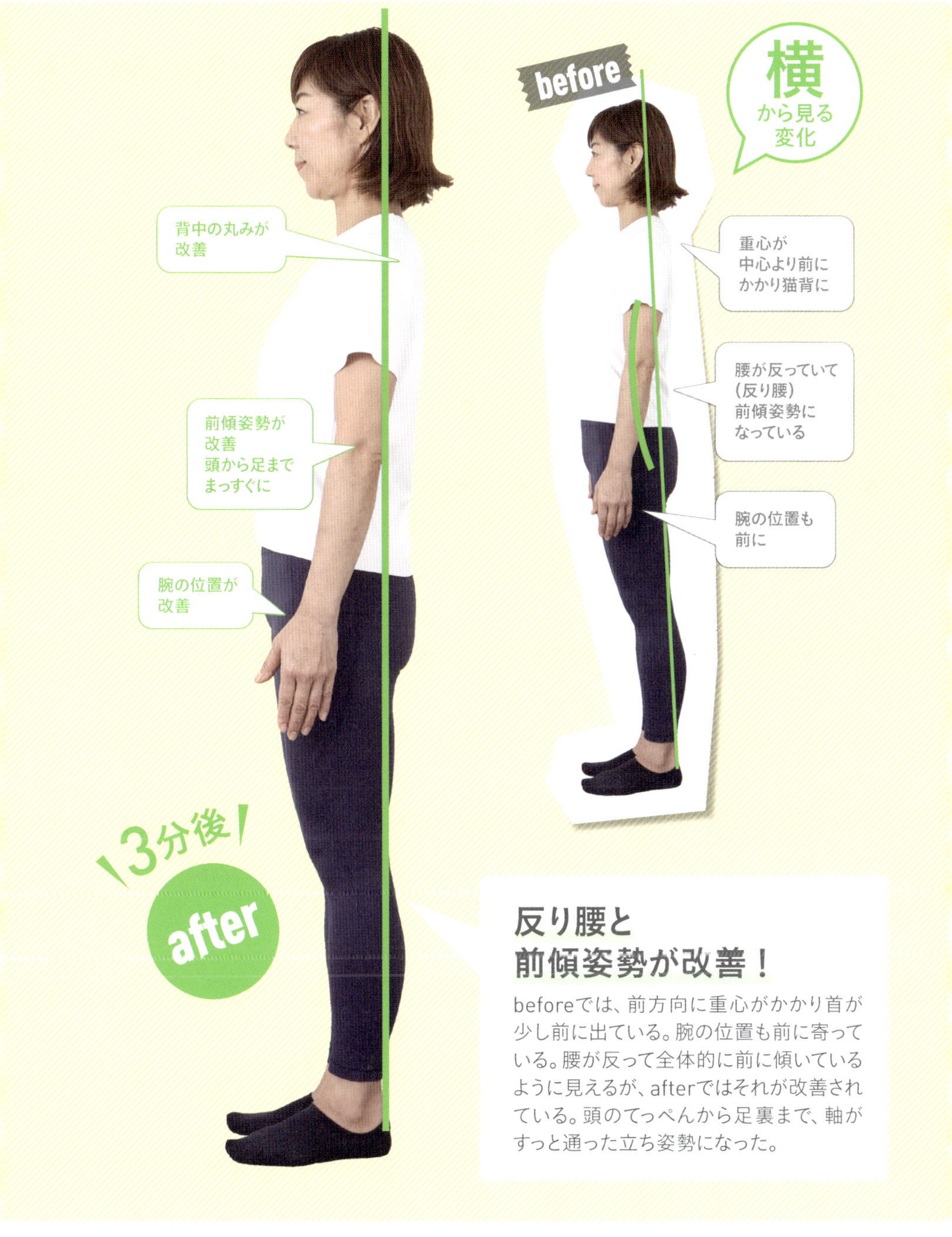
横
から見る
変化
before
重心が
中心より前に
かかり猫背に
腰が反っていて
(反り腰)
前傾姿勢に
なっている
腕の位置も
前に
背中の丸みが
改善
前傾姿勢が
改善
頭から足まで
まっすぐに
腕の位置が
改善
3分後
after

反り腰と前傾姿勢が改善！

beforeでは、前方向に重心がかかり首が少し前に出ている。腕の位置も前に寄っている。腰が反って全体的に前に傾いているように見えるが、afterではそれが改善されている。頭のてっぺんから足裏まで、軸がすっと通った立ち姿勢になった。

やってみました！ 逆足スタート

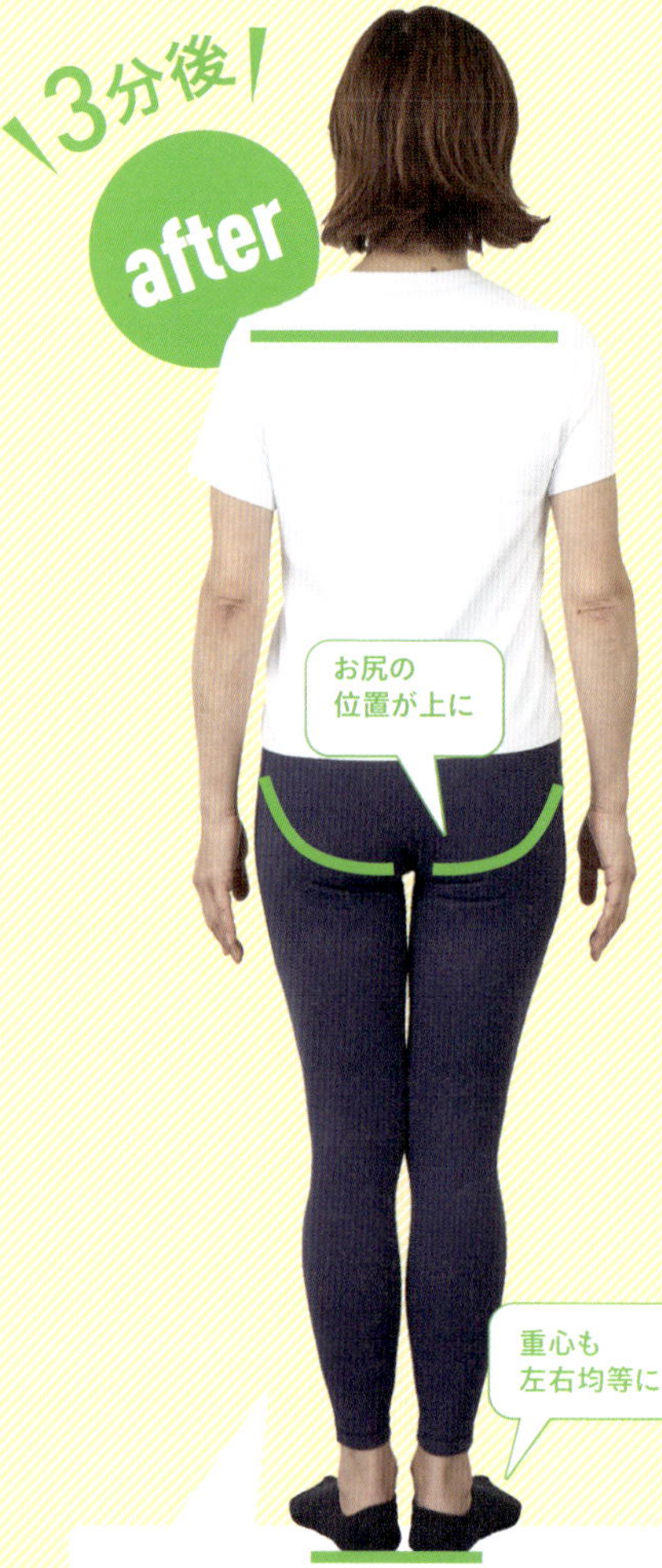
3分後
after
お尻の
位置が上に
重心も
左右均等に

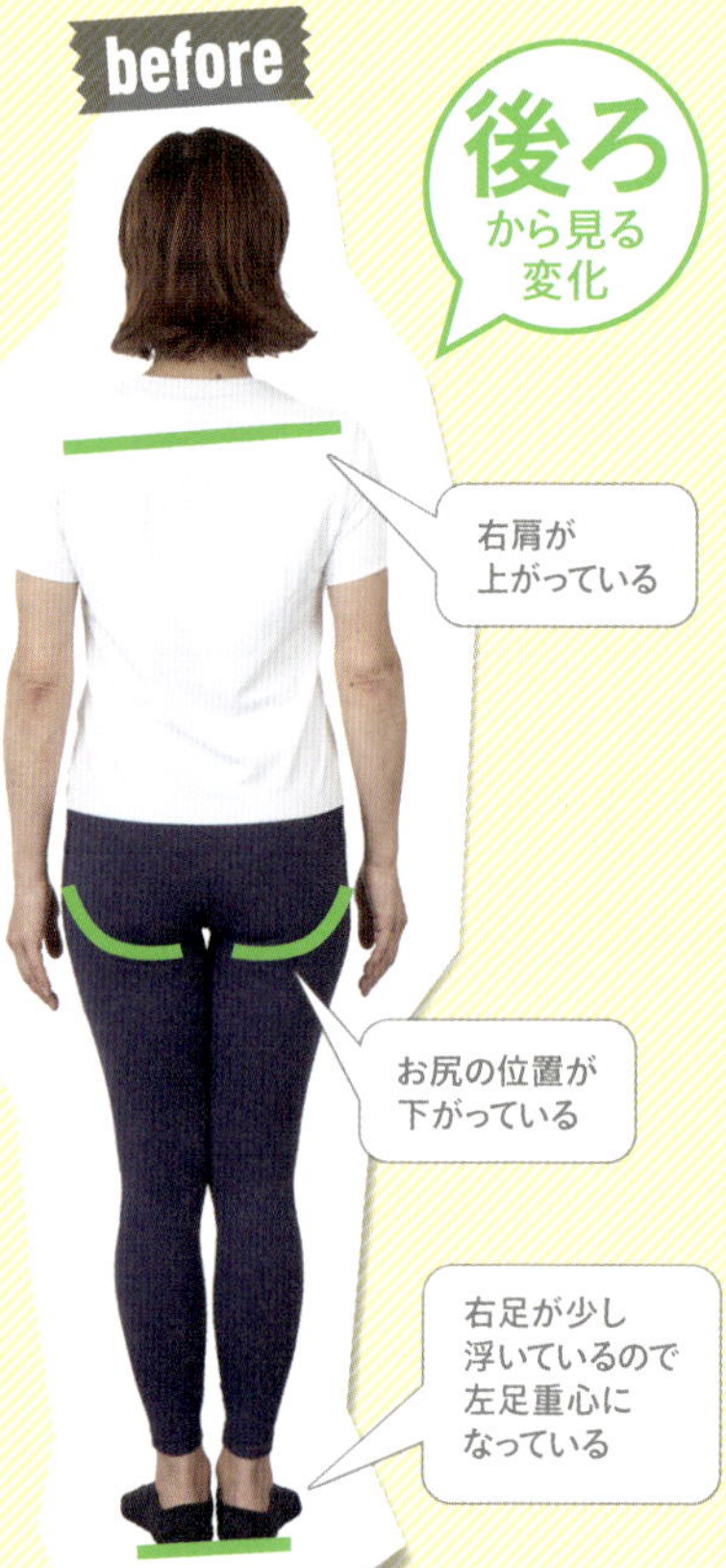
before
後ろ
から見る
変化
右肩が
上がっている
お尻の位置が
下がっている
右足が少し
浮いているので
左足重心に
なっている

ヒップアップして小尻に！

お尻の位置が上がり、引き締まったことで足が長くなったように見える。beforeは左足に重心がかかっていたため右足が浮いた感じがするが、afterではそれが少し改善している。

体験者より

日頃からボディワークをやっているので、自分のカラダがこんなにゆがんでいるとは驚きでした。しかも、「逆足からスタートして歩いただけ」でこんなにすぐに変化が出るなんてびっくりです。マッサージに行って、カラダを整えてもらったときと同じようなスッキリ感がありました。

※変化には個人差があります

のびねこ日記「逆足スタート」編

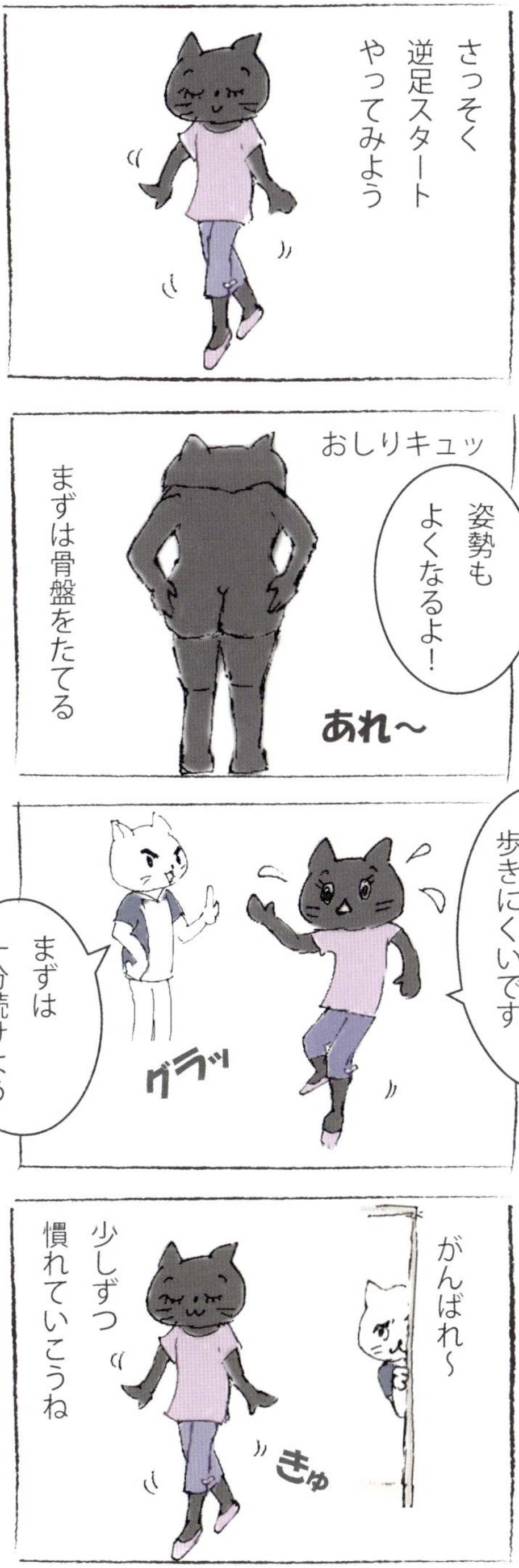

さっそく逆足スタートやってみよう
おしりキュッ
姿勢もよくなるよ！
あれ〜
まずは骨盤をたてる
いつもと違うから歩きにくいです
グラッ
まずは一分続けよう
がんばれ〜
きゅ
少しずつ慣れていこうね

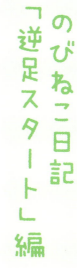

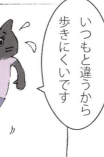

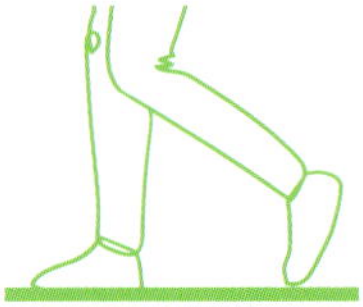

左右のひねり運動で逆足スタートの効果を高めよう

利き足チェックテストの際、足や股関節が硬かったり、うまく動かなかったりした方がいるでしょう。こうした状態のままで逆足スタートを始めても効果が出にくいため、エクササイズで適した状態をつくりましょう。

椅子に座って骨盤の左右差を確認しつつカラダを左右にひねることで、動きをスムーズにすることができます。骨盤を立てて椅子にまっすぐ座り、余分な力を抜き、骨盤の位置をなるべく動かさないように、深い呼吸を意識しながら、利き足と反対方向から（体験者の場合は左）ゆっくりと左右にカラダをひねります。

カラダの左右差を意識しながらストレッチ

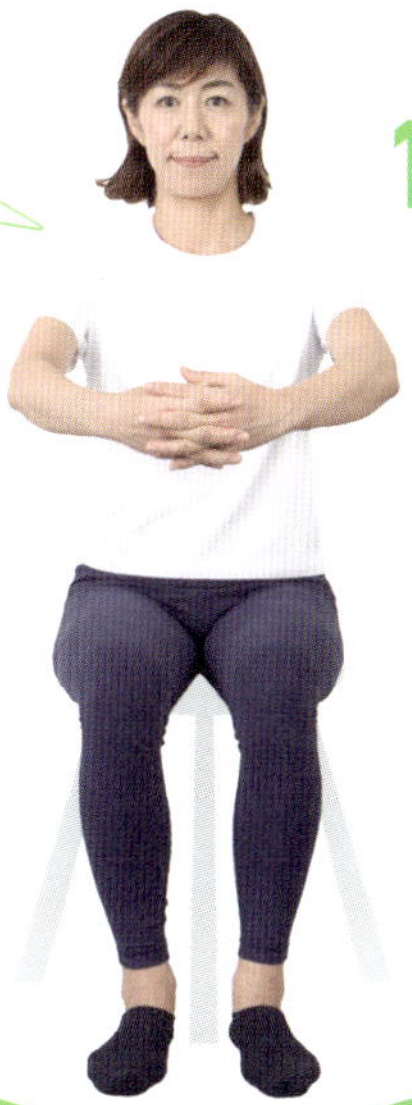
余分な力を抜き、
深呼吸して
リラックス

1 骨盤を立てて椅子に座り、足の裏全体を床につける。手を前に伸ばし、胸の高さの位置で組む。その姿勢のまま、一度大きく深呼吸をしてリラックスする。

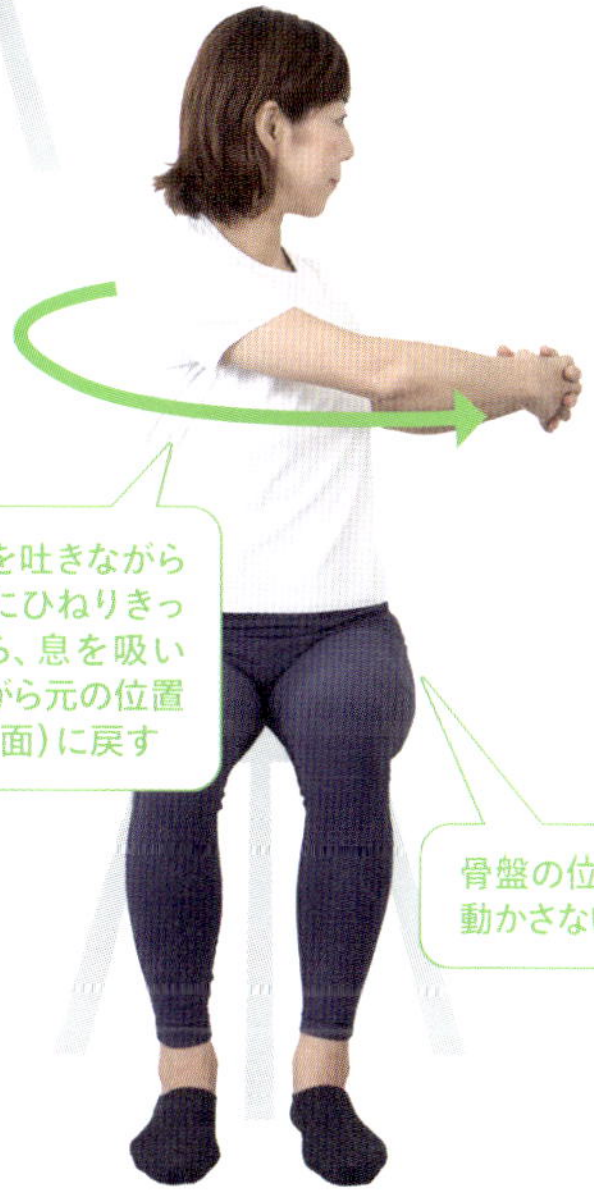
息を吐きながら
左にひねりきったら、息を吸いながら元の位置（正面）に戻す
骨盤の位置は
動かさない

2 鼻から息を大きく吸って、骨盤の位置を動かさないように息を吐きながらゆっくりと上半身を利き足と逆方向（モデルの場合は左）にひねる。ひねりきったら、息を吸いながらカラダを元の位置（正面）に戻す。

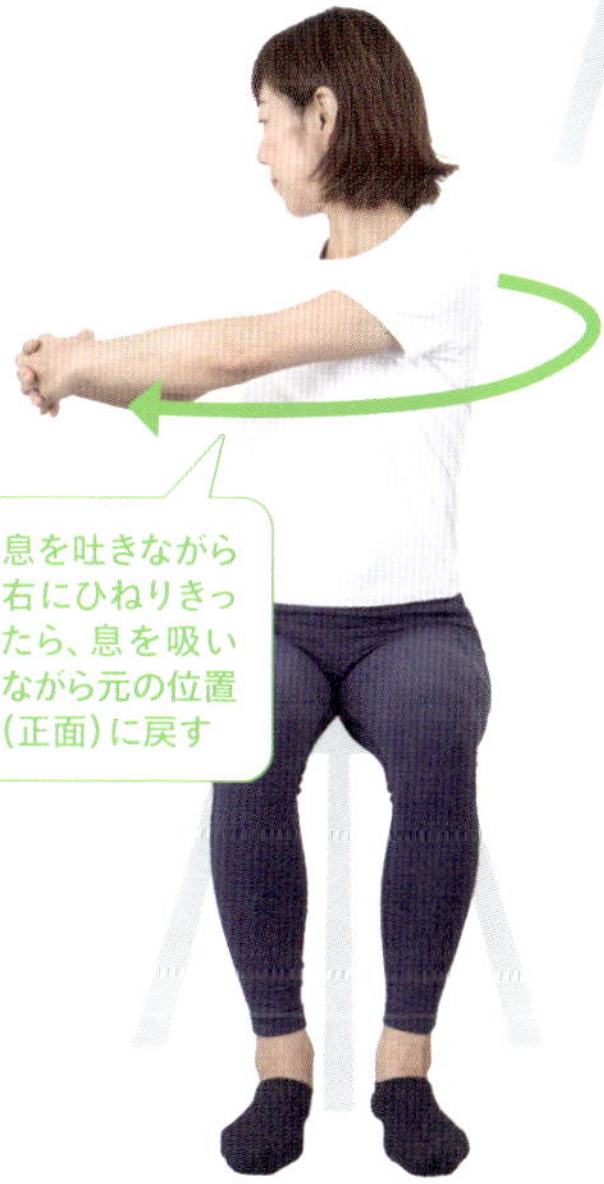
息を吐きながら
右にひねりきったら、息を吸いながら元の位置（正面）に戻す

3 **2**と同様、息を吐きながらゆっくりと上半身を利き足の方向（モデルの場合は右）にひねる。ひねりきったら、息を吸いながらゆっくりとカラダを元の位置に戻す。**2**、**3**を５回ずつ繰り返す。股関節が硬くなりがちな、利き足と逆方向の足からひねることで柔軟性が増す。

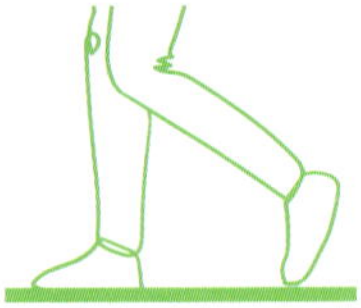

逆足スタートの効果を高めるポイントとは？

逆足スタートのポイントは、46ページから49ページの通りです。

特に意識したいのがストライドです。〝いつもより大股で〟とお伝えました（48ページ）が、無理をして必要以上にストライドを大きくする必要はありません。いつも通りに歩き続けられる程度のストライドで行いましょう。

目安は、「普段よりも3センチ」ストライドを伸ばすこと。

3センチと言われてもピンとこないかもしれませんが、500円玉1枚強（500円玉の直径は2・65センチ）と考えるとイメージしやすいでしょうか。

なぜストライドを意識するかというと、利き足の動きを支えている側の足は、股関節周りの筋肉が緊張して硬くなっていることが多いためです。

意識して大きめのストライドで踏み出すことで、骨盤のゆがみを整えるだけでなく、足裏やもも裏のストレッチにもなり、徐々に柔軟性も高まります。

歩くときは、つま先を上げてかかとから着地するのもストライドを伸ばすポイントです。

歳を重ねてくると、筋力が落ちるためストライドが徐々に小さくなり、足裏でしっかりと地面を捉《とら》えて歩くことが難しい人が増えてきます。ちょっとした段差でつまづいたり、転んだりして大怪我をするケースもよく聞きますので、こういったことを予防するためにも、逆足スタートのウォーキングは有効です。

ただし、利き足チェックテストで行った「段差降り」の動きで、無理に逆足から降りたり、ストライドを伸ばすべく一段越しで降りたりするのは、バランスを崩したり転んだりする危険もありますので、注意しましょう。

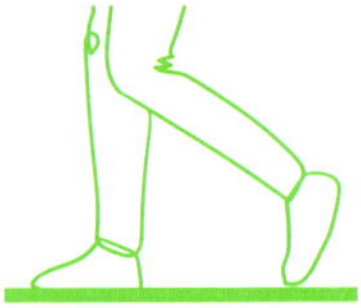

逆足スタートだけでもカラダは整う?

色々なエクササイズをご紹介すると、「これだけやっていれば、カラダは整いますか?」と聞かれることがあります。もちろん、「ポイントを押さえ、集中してしっかり取り組めば」一回でも必ず変化は出ます。それは、本書でモデルをやってくださったAさんのビフォー・アフターでお分かりいただけたのではないでしょうか(50ページ)。「逆足スタート」は、長年慣れ親しんできたカラダの使い方を変える気づきであり、大きなきっかけなのです。

長年右足から歩き出すのが安全だと思ってきたカラダに、「ゆがんでいるから左から歩いたほうがいいよ」と言って動かし方を変えるわけですから、カラダにとってはまさに青天の霹靂です。

歩き始めの一歩を変えるだけ、というと簡単ですが、私が整体師・猫背矯正マイスター®として培ってきたノウハウを凝縮した、高い効果がある整体メソッドでもあるわけですから、カラダへの影響は決して少なくありません。始めは慎重に取り組みましょう。もの足りなく感じても、必ずカラダのバランスは変化していきます。

こうしたメソッドは、長く続ければそれだけ効果が現れるというものではないです。

「逆足スタート」は、カラダの使い方を変えるメソッドであってウォーキング法ではありません。ですから、長くカラダを動かし続けるよりも、初動にフォーカスしてください。

さらに、「逆足スタート」に慣れたらカラダの他の部分を使うときにも、普段とは逆の側を使うように意識してみてください。

箸を持つ手を逆に替えるのはハードルが高いかもしれませんが、歯ブラシを持つ手を替える程度なら、少し気楽に挑戦できるでしょう。食事をするときに噛む側を意識して替えるのもおすすめです。

のびねこ日記「どっちが利き足？」編

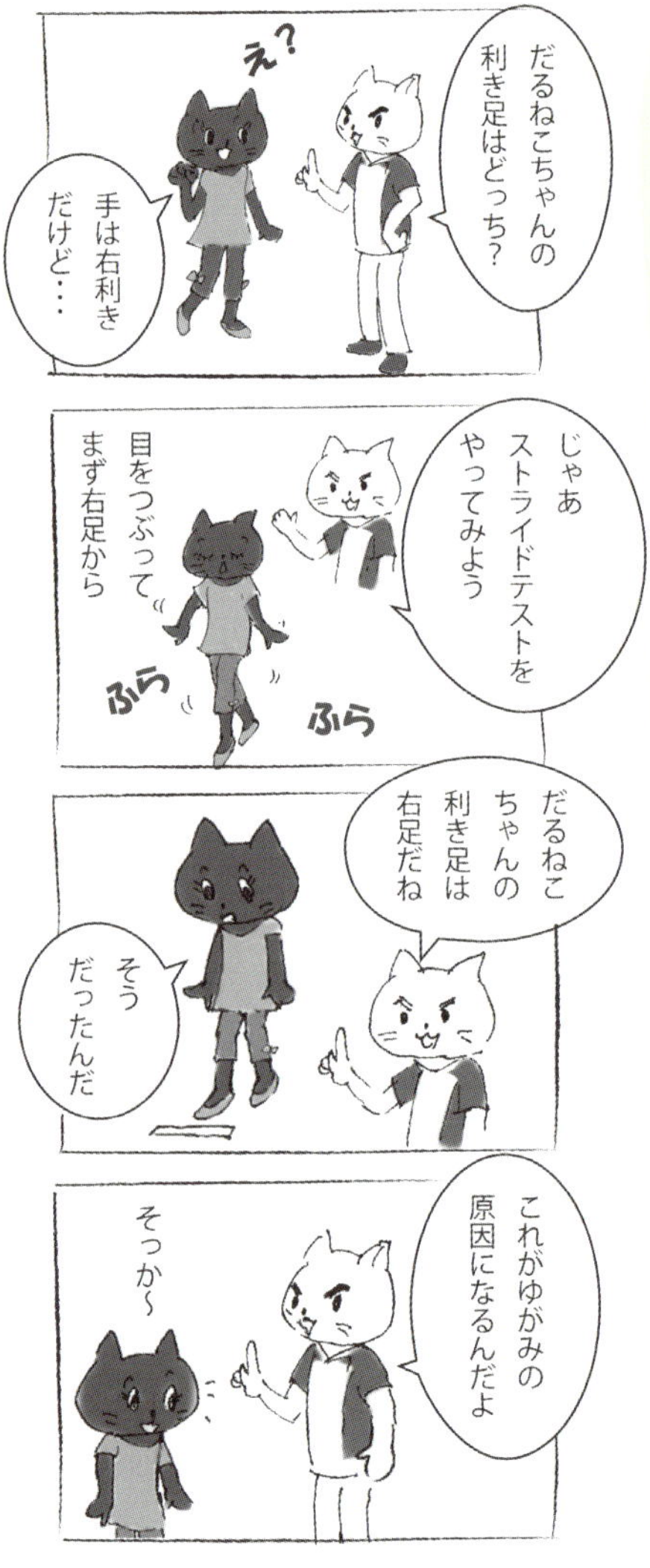
だるねこちゃんの利き足はどっち？
え？
手は右利きだけど・・・
じゃあストライドテストをやってみよう
目をつぶってまず右足から
ふら
ふら
だるねこちゃんの利き足は右足だね
そうだったんだ
これがゆがみの原因になるんだよ
そっか～

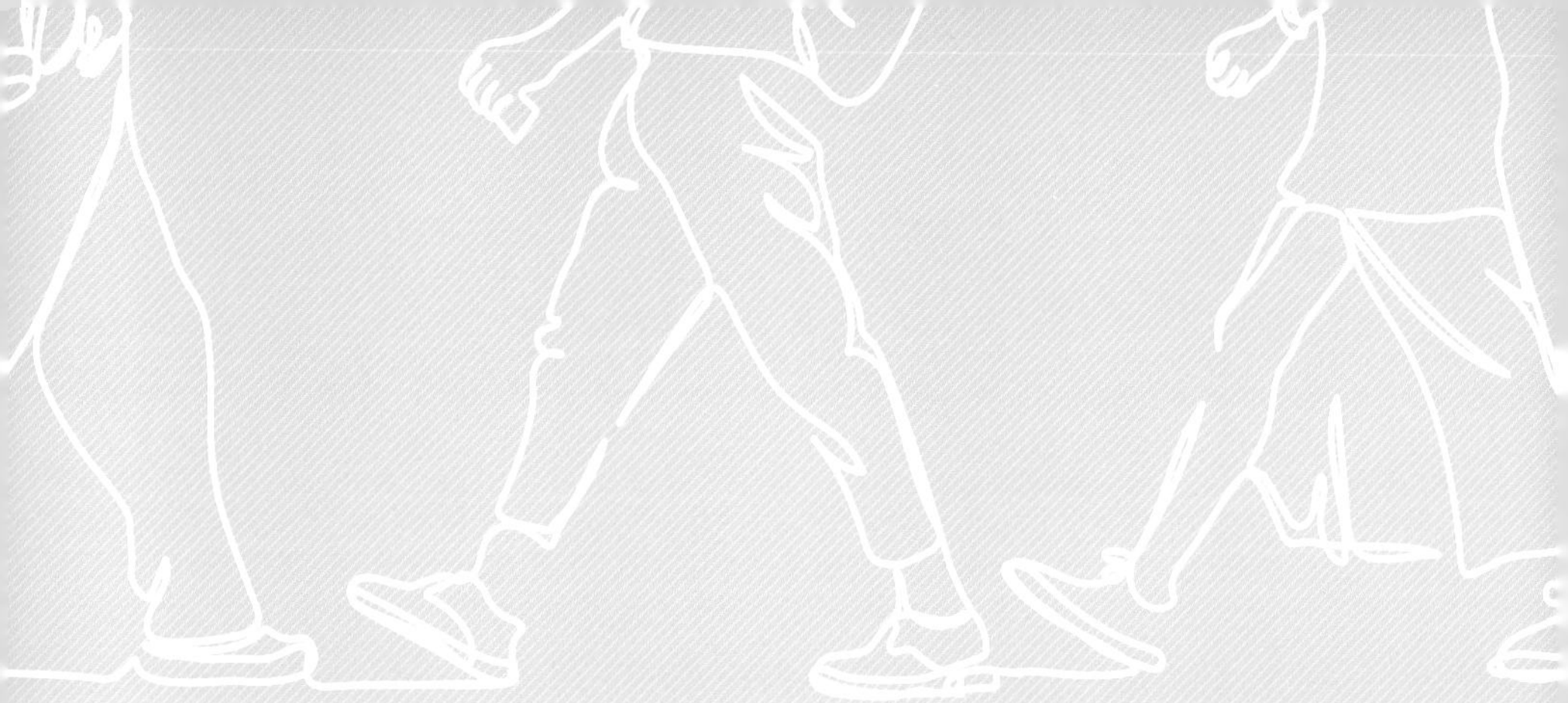

Part 3

教えて！ 小林先生 カラダとゆがみのQ&A

Question

整体やマッサージは、どのくらいの頻度で行けばいいのですか?

Answer

整骨院を営んでいると、様々なタイプのお客様がいらっしゃいます。マンガのだるねこちゃんのように、週に一回通い、頑張って施術を受け、すっきりしたと思ったらあっという間に前のねこ背に戻っている方もいますし、たった一回の施術で姿勢が劇的に良くなった方もいます。個人差はあるのですが、一つ言えるのは「良い状態が定着するのは難しい」ということです。

本書でもお伝えしているように、一旦ついてしまったカラダの動かし方のクセというのは元に戻すには時間がかかります。カラダのクセはもちろんですが、「このカラダの状態がラク」と思い込んでしまっている心のクセがあるため厄介です。

本来の理想の通院頻度は、「毎日」。スポーツ選手も毎日ケアをして試合に臨むように、私たちも日々ゆがんでくるカラダをケアしていきます。

「先生、そんなに通うとお金が続きません！」と思われるでしょう。そのために私たちが取り組んでいるのが、ゆがまないカラダづくりとご自身でできるメンテナンス方法なのです。特に今回ご紹介した「逆足スタート」では、カラダのクセが定着してしまうのを防いだり、すでに定着してしまったクセをこれ以上強くさせないようにしたりするプチリセットが期待できます。ぜひ続けてみてください。

そして最終的には「整骨院通いをしなくなる」状態がベストです。週に一回だった整骨院通いが月に一回になり、3カ月に一回になり……と、回数が減っていくのが理想です。

また、整骨院やマッサージサロンは、リラックスや癒しを得る場所でもあります。施術が終わった後、「気持ちよかった」「リラックスできた」という満足感が長続きすることで、カラダも変化しやすくなります。

Question

姿勢が整うと、どんなメリットがあるのでしょうか？

Answer

先ほどもお伝えしましたが、私は「姿勢が整うと、人生も変わる」と考え、日々多くの活動をしています。

これまで3万人超の方を見てきましたが、不調を抱えて整骨院にいらっしゃり、施術を待っている方たちのほとんどは、目線が下の方に向いています。

腰痛や頭痛、肩こりなど、不調を抱えていると、どんどん姿勢が悪くなってしまうのです。

そして、姿勢が悪くなると新たな不調が生じます。

以前、頭痛で悩んでいらっしゃる方が整骨院にいらっしゃいました。施術をしたところ、今度は首から肩にかけての痛みが辛いと言い出しました。「施術前は痛くなかったのに、なんでだろう」と、患者さんは申し訳なさそうにされたのですが、実はこうした事態は珍しくありません。

この患者さんは、元々首に痛みが生じ、その痛みをかばうために不自然な姿勢をとった結果、ゆがみが生じ、それによって頭痛が起きたと考えられます。

施術によって頭痛が治まったことにより、本来の不調の根源である首の痛みを感じるようになったというわけです。

また、カラダの痛みを改善したくて整骨院にいらしたものの、そもそもの不調の原因が、気持ちが落ち込んでいたり、パフォーマンスが上がらなかったり、コンプレックスを抱えていたり、といったメンタルにある方も少なくありません。

例えば、うつ病やうつ病傾向のある人は、その症状が強くなるに従って自然と背中が丸くなり、肩や顔が前に出てねこ背になっていきます。うつ病とまではいかないまでも、自分に自信がない人は背中が丸くなって顔がうつむきがちになり、ねこ背になる傾向があります。

背中を丸めたねこ背の姿勢が日常的になると、胸が開かないため常に呼吸が浅くなり、酸欠状態に陥ります。全身に十分な酸素が巡っていかず、脳も酸素不足で思考力が働かなくなるという悪循環が起きてしまいます。

一方、姿勢が整うと、痛みが治まり、カラダの可動域が広がります。また、胸郭が広がって深い呼吸ができるようになります。

焦っていたり、恐怖を感じたりしているときに、ゆっくりと深呼吸をすると気持ちが落ち着くことがありますよね。それは、呼吸には、心とカラダをリラックスさせる作用があるためです。深い呼吸ができるようになると、カラダが緩みやすくなり、脳内の酸素不足も解消されます。

姿勢が整うと、心も整うというわけです。

言い換えると、姿勢が整っていないとカラダにも心にも不調が生じやすいということでもあります。

私自身、子供の頃から姿勢の悪さが原因のカラダの不調に苦しんできました。骨盤が前傾していて、ねこ背と反り腰がミックスされた状態で、常に顔色が悪く、よくお腹を壊したり喉が痛くなったりしていました。プロ野球選手を目指していたのですが、腰痛に悩まされ断念。胃腸や背中の痛みにも悩まされ続けました。

ただ、当時はその不調が姿勢からくるものだとは思っていませんでしたから、的外れのケアをしては、効果を感じられずモヤモヤするという繰り返しでした。

自身の不調の原因や仕組み、関係に気づいたのは整骨院の仕事を始めて姿勢矯正のためのメソッドを研究しだしてからです。

それ以来、長年悩まされた不調はすっかり治り、快適な生活が送れています。

正しい姿勢で、胸を張って颯爽と歩けるようになれば人生も上向き。それは間違いありません。

Question

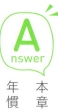

カラダのゆがみを繰り返さないためには どうしたら良いですか？

Answer

本章では、利き足から歩くのをやめて「逆足からスタートする」、つまり長年慣れ親しんできたカラダの使い方を変える意識を持つ、ということをお伝えしてきました。とはいえ、カラダの使い方のクセは一朝一夕で改善するものではなく、エクササイズを行っても、整骨院に定期的に通っても、前の習慣に戻ってしまいます。

それは、〝生きているだけでゆがむ運命〟にある私たちにとっては仕方のないことです。

では、どうすればいいのか？

それは、ゆがみについて知ること。そして、「整体習慣」を持つことです。習

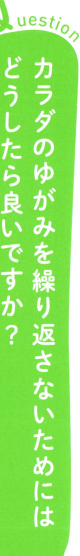

慣にするには、エクササイズや整体、マッサージなどは目的意識を持って行うことが大切です。このエクササイズや施術によって、自分がどのように変化したいのか目的意識を持ちましょう。

皆さんにも腰や肩、背中などの痛みを改善したい、骨盤のゆがみを治したい、カラダを軽くしてパフォーマンスを上げたい、歳を重ねても元気に歩き続けたい、など様々な想いがあるでしょう。そのことを「目的」として意識するのです。

姿勢が整うことによってあなたが得られること、得たいことを明確にイメージすることで、カラダはより変わりやすくなります。それには、カラダのゆがみについて知っておく必要があります。

実は、利き手や利き足だけではなく、目や耳、歯も同じように自分が使いやすい方ばかりを使う傾向があるため、ゆがみの原因となりやすいです。

右目が利き目の人は、常に右目で物を確認しようと右目を前に向けるため無意識に頭を左側に回旋させようとしますし、右耳を主に使っている人も右耳を相手に向けるため頭を左側に回旋させます。また、右の奥歯で食べ物を噛むクセがある人も、食事をするときは同様に頭を少し左に回旋させて噛む傾向があります。

この状態が続くことで頚椎《けいつい》が左側にねじれていき、頭痛などの不調につながっていく可能性が大きいです。生きていく上では、ゆがみのない左右対称のカラダが理想ではありますが、私たちのカラダの構造上、非常に難しいことです。

何気ないカラダの使い方から定着してしまうゆがみのパターンを3つ紹介していきましょう。

❶ 片足重心

利き足を使う場合は、普段から左足重心で立つ傾向があります。73ページのような姿勢は、大げさではなく、このような傾きが日常的になっている方が多くいらっしゃいます。

例えば、微妙に傾いている歩道を歩き続けたりする際にも、このような姿勢になっていきます。カラダの土台である骨盤が左右に傾いた状態になりますので、骨のゆがみと同時にその周囲についている筋肉もゆがみ、力のかかり方が乱れてカラダの痛みや不調につながっていく可能性があります。

❷ 骨盤の前傾・後傾

47ページで説明した「骨盤を立てる」姿勢が、理想的な姿勢です。普段の立ち姿勢と違うと感じた方もいらっしゃるのではないでしょうか？　それは、骨盤が前後に傾いた姿勢で生活をしているからかもしれません。

骨盤のゆがみについては、38ページでも触れましたが、もう少し詳しく知っておきましょう。

私たちのカラダは、全身のバランスをとるために常に頑張っています。

骨盤が前後、左右に傾いたらカラダのバランスが崩れて本来は倒れてしまいます。それを防ぐため、他の部分でリカバーしようとします。しかし、それがさらなるゆがみにつながってしまうのもまた事実です。

これを私は「凸凹の法則」と呼んでいます。カラダのどこかが出たら、どこかが引っ込む、という単純な法則です。

骨盤が前に傾くと、お腹が前に出て、お尻は後ろに突き出る姿勢になります。

理想的な姿勢は、S字カーブを描く背骨が腰椎の部分で前に少し反った形になっていますが、骨盤が前傾することでその反りが強くなります。骨盤は前傾すると前かがみになった状態なので、倒れないように腰を反らせてバランスをとる

片足重心のゆがみの特徴

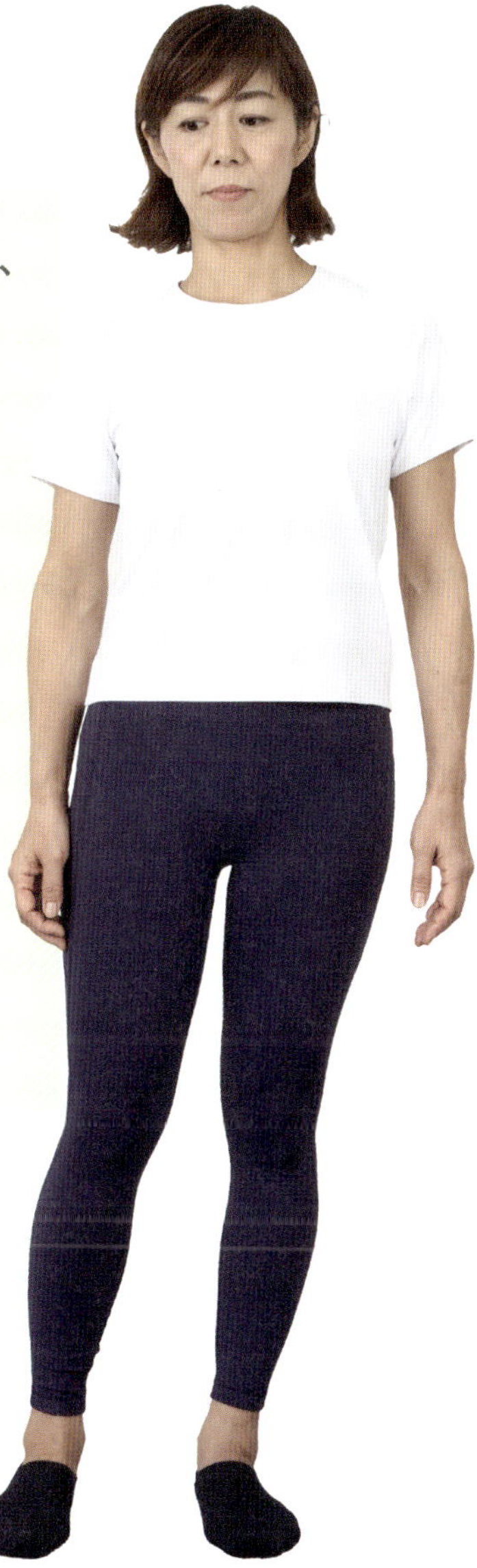

- 骨盤が左右いずれかに傾き、高さが違う
- 左右の膝やかかとの位置がずれる
- 重心をかけていない利き足側が常に浮く感覚
- どちらかに重心をかけている方がラク
- 下半身の筋肉への負荷が高まるため、股関節、膝、足首の痛み、むくみ、外反母趾《がいはんぼし》などの症状が出る

のです。これが「反り腰」です。さらに、腰の反りが強くなるとその反動で背中が丸まって「ねこ背」になる傾向があります。

骨盤が前傾しやすい日常の動作としては、重い荷物を床から持ち上げる、介護や保育などの仕事の際に前かがみのまま顔を前に向けるなどがあります。

また、長時間のパソコン操作など、椅子に座った状態が続くと股関節の前面が詰まり骨盤が前傾しやすくなります。

一方、骨盤が後傾すると、お尻が引っ込み、腰が丸くなります。足はがに股気味になり、膝が伸びきらずに曲がっている状態。背中全体が丸くなり、肩や首が前に出る。これもねこ背の状態です。

骨盤が後傾しやすい人は、一日中ソファに座っていたり、長時間車の運転をすることが多く、太ももの後ろやお尻の筋肉も硬くなる傾向があります。それに連動して骨盤が後傾しやすいことも原因の一つです。

骨盤の前傾・後傾の特徴

骨盤が後傾するると起こる変化

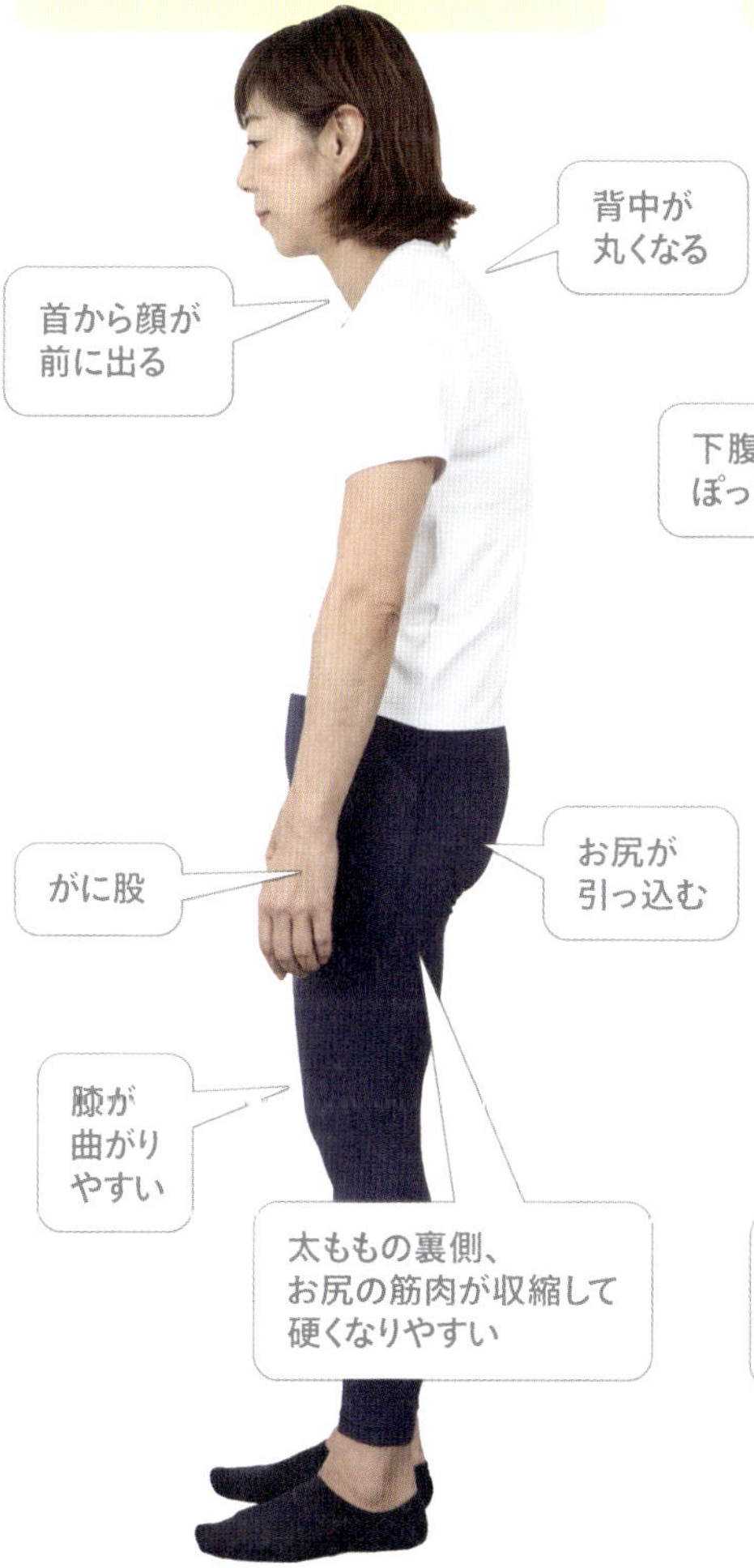

骨盤が前傾すると起こる変化

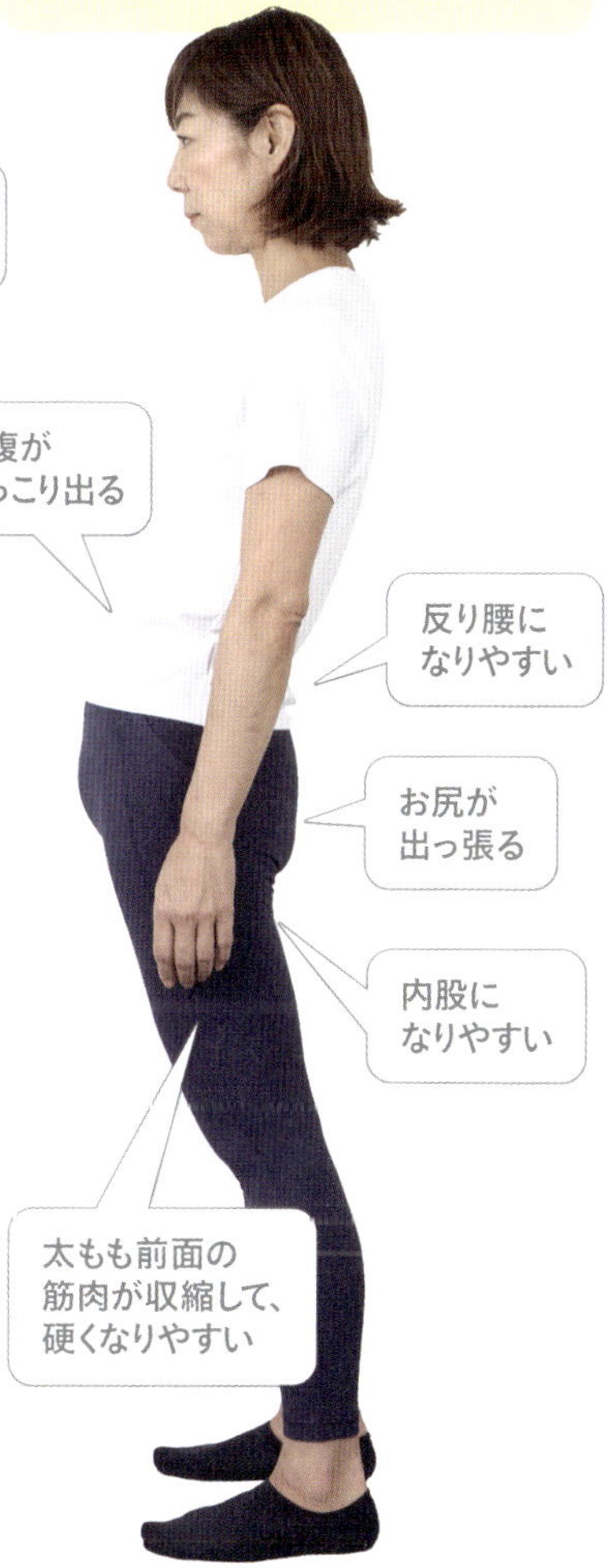

③顔のゆがみ

顔を洗ったり、お化粧をするときに自分の顔を鏡で見ると、眉の高さ、耳の位置、目の大きさなどの左右差に気がつくことがあるでしょう。これも、日頃のカラダの使い方で生じるゆがみです。

原因の一つが、食事の際に片側だけで噛む習慣で「偏咀嚼《へんそしゃく》」と言います。利き手、利き足があるように、歯にも噛みやすい側があります。しかし、片側だけで噛むことが続くと、一方の咀嚼筋《そしゃくきん》が発達し、もう一方が未発達のままとなるため顔のアンバランスにつながります。

噛み癖だけではなく、ねこ背などの骨盤のゆがみからくる姿勢の乱れも、表情筋のバランスを崩す原因になります。症状が進行すると、頭痛や肩こりを引き起こすこともありますので、左右をバランス良く使う意識が必要です。

自分のゆがみを知り、目的意識を持って「整体習慣」を行うことで効果も高まります。

顔のゆがみの特徴

良く使う側に顔が傾く

耳の下のラインに指を置いてみると、左右差が明確になる。写真のモデルは、右側の奥歯で噛む傾向があるため、顔が少し右に傾き左に旋回している。

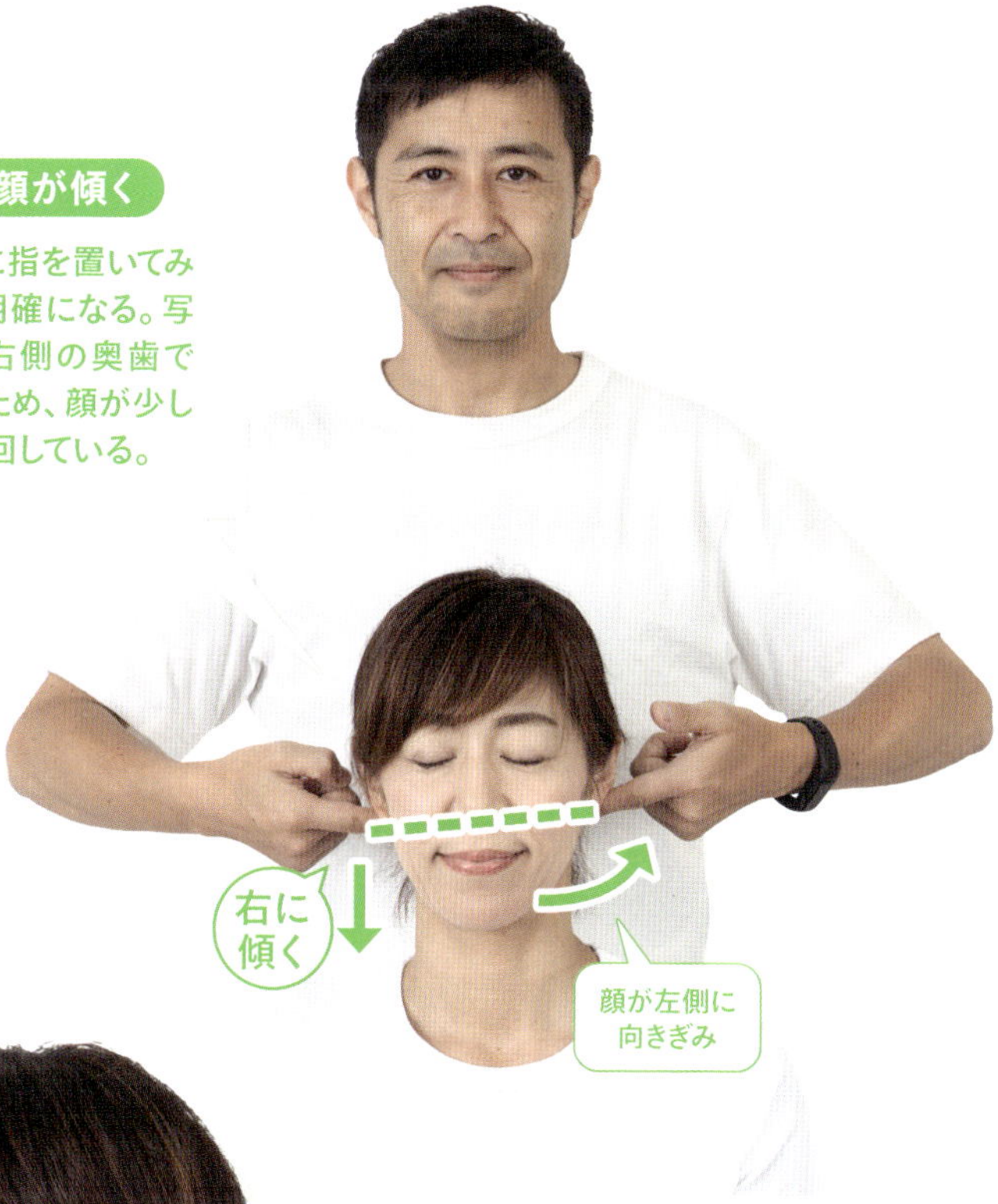

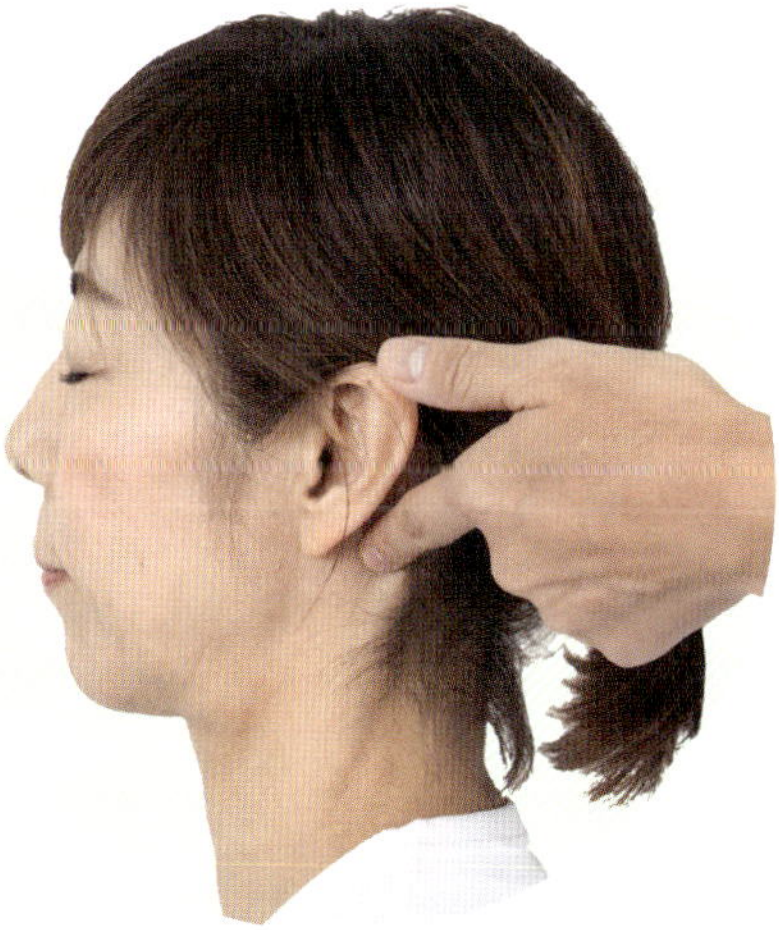

偏咀嚼《へんそしゃく》が見た目のアンバランス、不調の原因に

片側で噛む習慣がついていると、見た目のアンバランスはもちろん頭痛や肩こりなどの不調を引き起こす原因となることもある。逆足スタートと同様に、自分が普段どちらで噛んでいるかを認識し、「あえて」逆の側で噛むようにすることでバランスがとれるようになる。

Question

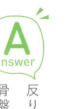

反り腰に良いエクササイズはありますか？

Answer

反り腰というのは骨盤が前傾して腰が反っている状態です。骨盤の幅が男性に比べて広いという骨格的な特徴を持つ女性に、この症状が出やすいです。多くの方を診てきた経験から言うと、10人中8人ほどの割合で女性は骨盤が前傾しています。骨盤が広いと内股になりやすく、それによって骨盤が前に引っ張られてしまうためです。また、妊娠や出産、加齢による骨盤底筋の緩みなども理由の一つです。

反り腰になると、様々な不調が出てきます。代表的なのは腰痛ですが、進行すると腰椎《ようつい》がずれてしまう「腰椎すべり症」になったりする可能性もあります。スポーツ少年の膝や肩、ひじの障害なども反り腰から起こるものが多いのです。

姿勢の悪さは内臓にも負担がかかりますので、胃痛や消化不良といった不調にもつながることがあります。

女性の場合は、骨盤が前傾することで子宮が正常な位置よりも下垂し、子宮下垂や子宮脱（子宮が膣から出てくる状態）になる可能性があり、子宮や膀胱が圧迫されることで、生理不順、尿漏れなどの症状が出ることもあります。

反り腰を改善するのに、腰から股関節周辺の柔軟性を改善し、骨盤を立てることが大切になります。「逆足スタート」でも紹介した、「お尻の穴を締めて骨盤を立てる」姿勢です。また、次のページで紹介している「太もも前面ストレッチ」、「股関節ストレッチ」もおすすめです。

ちなみに、骨盤が後傾して背中が丸まるねこ背が、反り腰と同時に起きていることもあります。人間の背骨は、緩やかなS字カーブを描いてバランスを取っていますが、骨盤が前傾して腰の反りが強くなった場合、背中を丸めて背骨のカーブを大きくしないとまっすぐに立つことができなくなってしまいます。そのことも、あわせて知っておきましょう。

前傾した骨盤の位置を正しい位置に戻す

太もも前面ストレッチ

Point ●1回10秒　●腰を反らさない　●太ももの前面をしっかり伸ばす

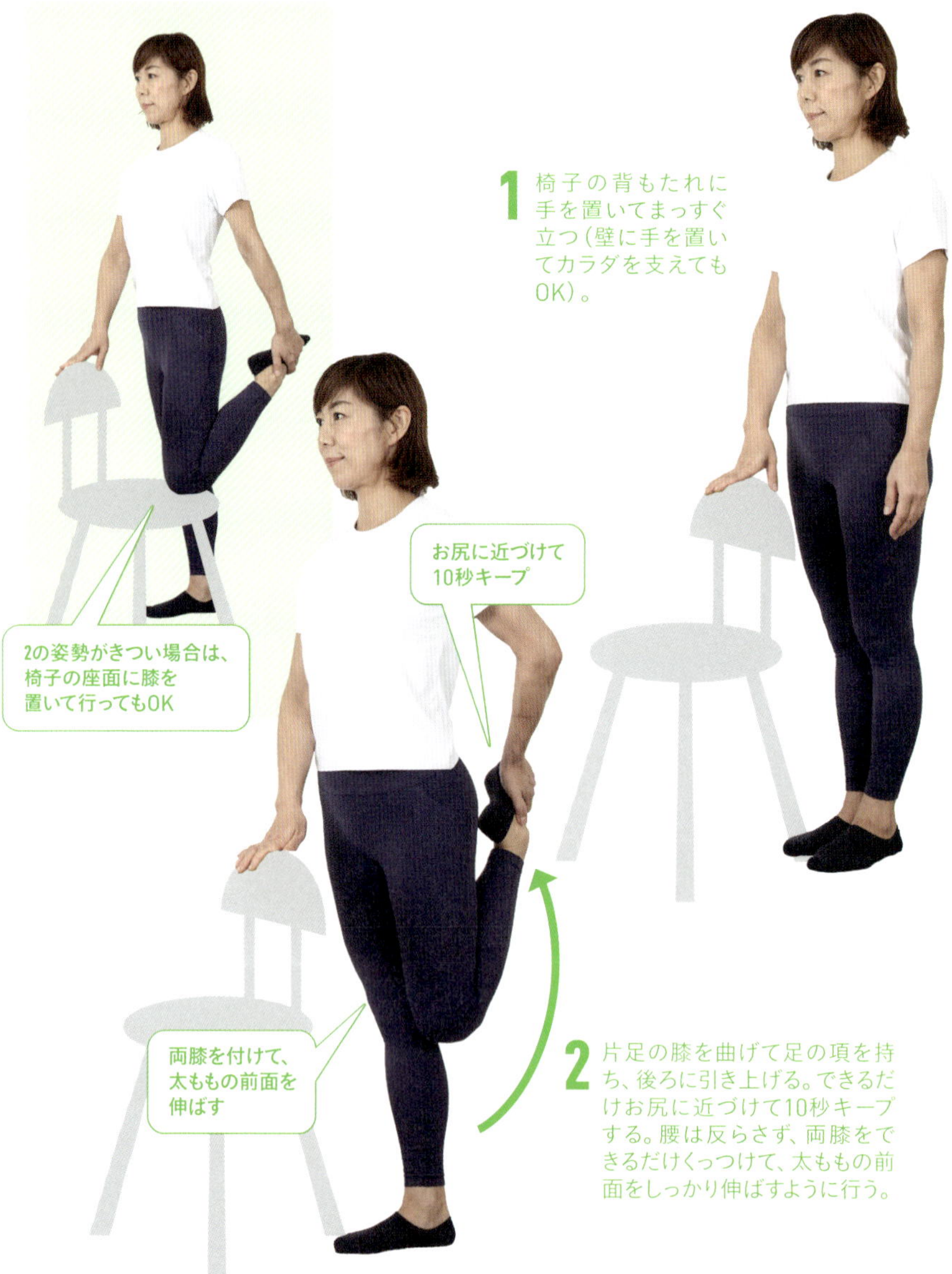
2の姿勢がきつい場合は、
椅子の座面に膝を
置いて行ってもOK
お尻に近づけて
10秒キープ
両膝を付けて、
太ももの前面を
伸ばす

1 椅子の背もたれに手を置いてまっすぐ立つ（壁に手を置いてカラダを支えてもOK）。

2 片足の膝を曲げて足の項を持ち、後ろに引き上げる。できるだけお尻に近づけて10秒キープする。腰は反らさず、両膝をできるだけくっつけて、太ももの前面をしっかり伸ばすように行う。

骨盤を立てやすくする

股関節ストレッチ

Point ●1回10秒　●上半身は立てたまま　●股関節周りの筋肉をストレッチ

1 足を前後に開き、前の膝を90度に曲げて腰を落とす。後ろの膝はカラダの下に落とすように自然に床につける。膝が痛い場合はヨガマットやタオルを敷いて。両手は前の膝に置く。

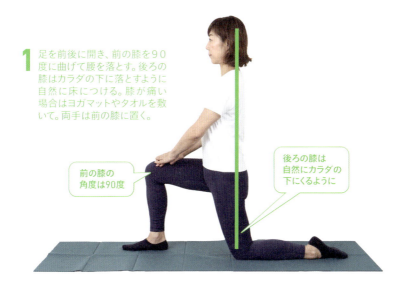

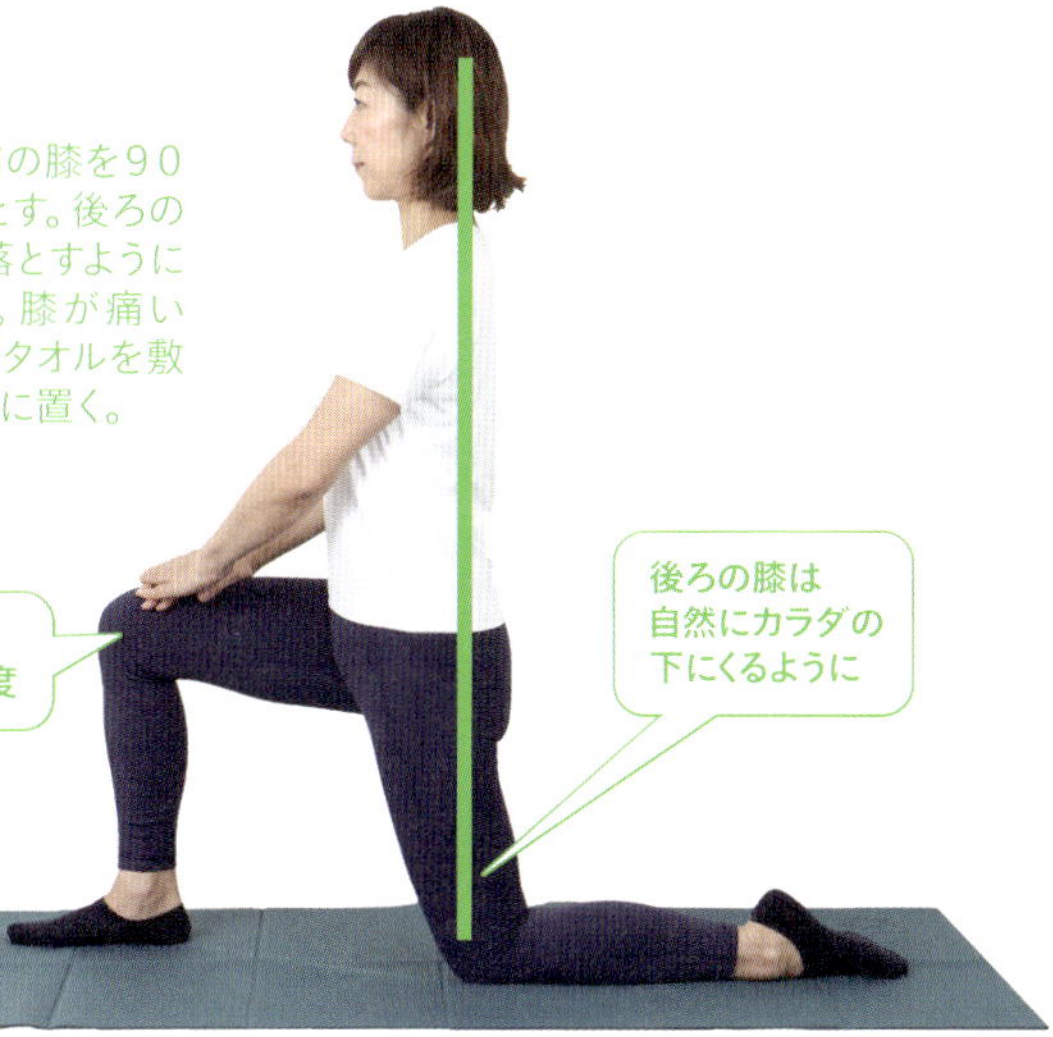

前の膝の
角度は90度
後ろの膝は
自然にカラダの
下にくるように

2 背筋を伸ばしたまま、体重をゆっくりと前にかけて前側の股関節を伸ばして10秒キープ！腰を反らしすぎず、太もも前面から股関節に刺激を感じるように。

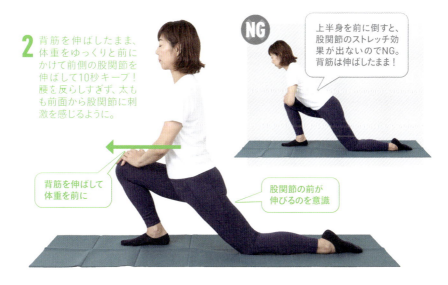

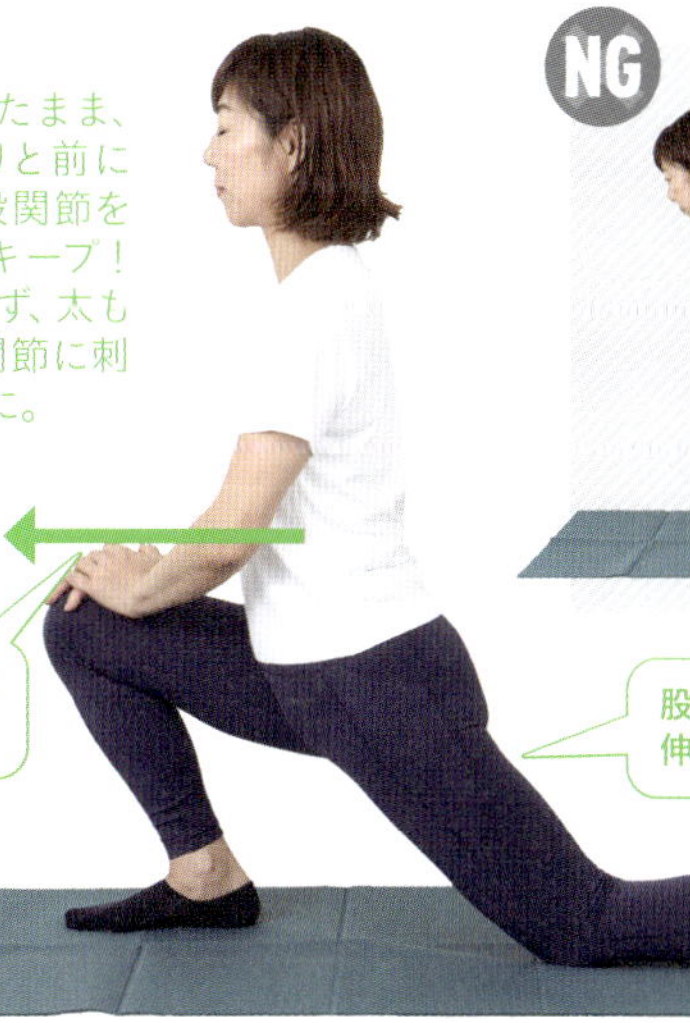

背筋を伸ばして
体重を前に
股関節の前が
伸びるのを意識

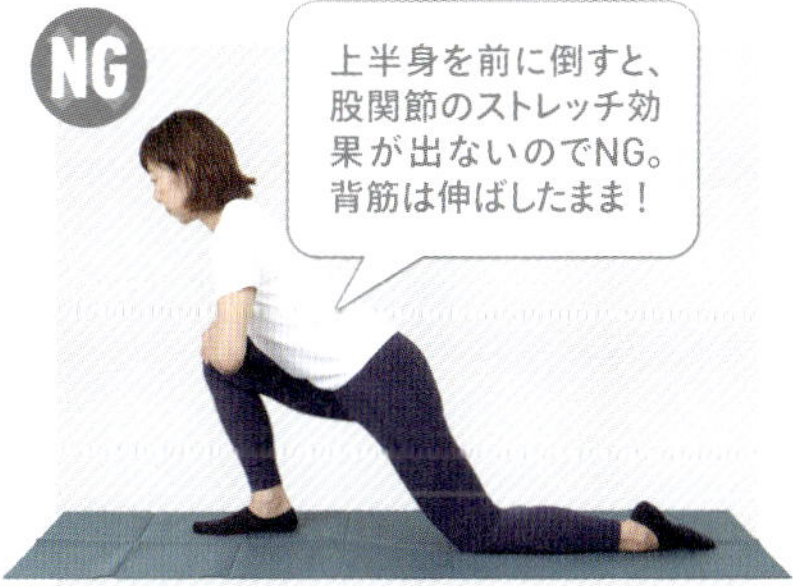

NG
上半身を前に倒すと、
股関節のストレッチ効
果が出ないのでNG。
背筋は伸ばしたまま！

Question

在宅ワークで、腰痛や肩こりが悪化しています 疲れない姿勢を教えてください

Answer

コロナ禍以降、在宅ワークが一般的になった企業は多く、長時間のデスクワークで肩こりや腰痛、頭痛など様々な不調を訴える方が増えました。パソコンの前で長時間同じ姿勢で仕事をしていると、無意識のうちに背中が丸まって巻き肩、ねこ背、さらにはねこ首（ねこ背に伴ってあごが前に出て首が伸びたり、逆にあごが引っ込んで首が埋まったりする状態）になりがちです。

カフェでパソコンを開いて真剣に仕事をしている人って、姿勢が何となくリスに似ていませんか？（笑）　私はそんな姿勢の人たちに出くわすと、大勢のリスが一心不乱にナッツをかじっている様子を思い浮かべてしまうのです。

のびねこ日記「パソコン仕事でリスになる!?」編

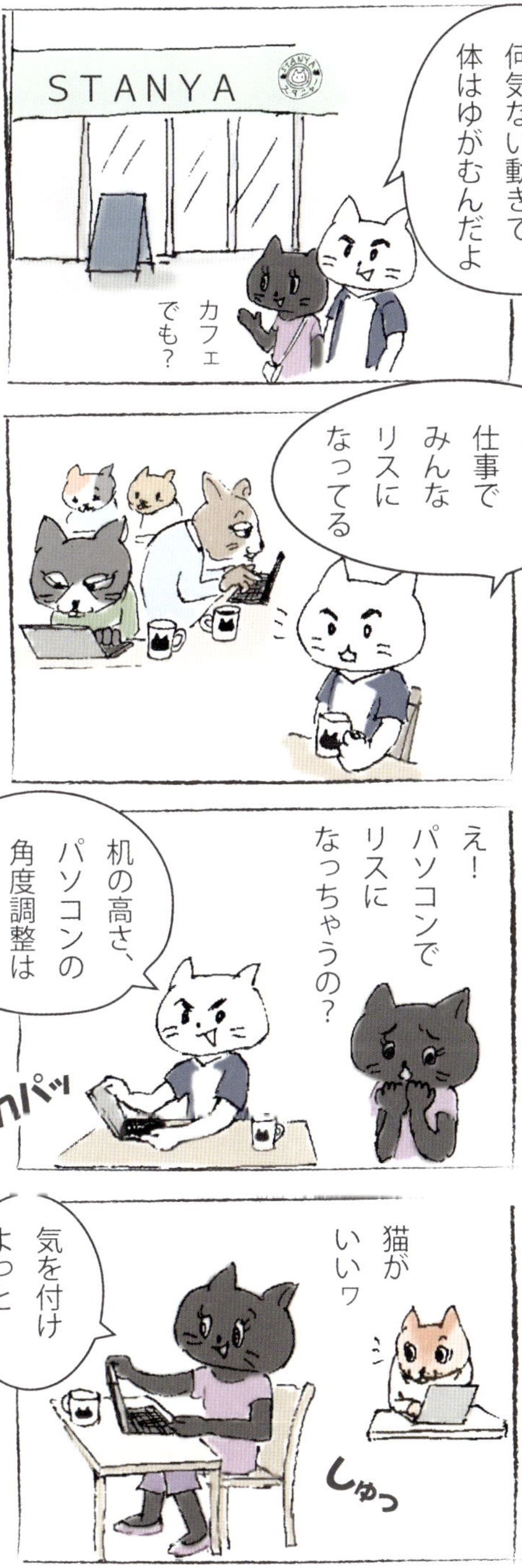
STANYA
毎日の何気ない動きで体はゆがむんだよ
カフェでも？
ほら、パソコン仕事でみんなリスになってる
え！パソコンでリスになっちゃうの？
机の高さ、パソコンの角度調整は大事だよ
カパッ
猫がいいワ
気を付けよっと
しゅっ

冗談はさておき、こういった毎日のデスクワークの意識していない姿勢も、やはり骨盤のゆがみを引き起こす原因となります。疲れにくく、腰や関節に負担のかからない座り方をご紹介しましょう。

❶ 椅子に座るときは、骨盤を立てることを意識する

立ち姿勢で骨盤を立てる練習をしたとはいえ、「骨盤を立てた状態で」座ると言われても、座った時に骨盤を立てる感覚がピンとこない方もいるかもしれません。

ポイントは2つあります（85ページ参照）。

- **お尻の穴を、まっすぐ下に向けることを意識して座る**
- **座った状態でお尻の下に手を入れ、「坐骨が刺さる（硬い骨があたる）」感覚**

骨盤を立てることを意識する

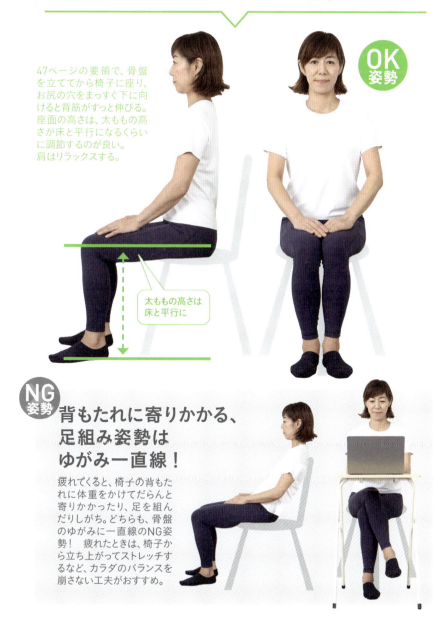

47ページの要領で、骨盤を立ててから椅子に座り、お尻の穴をまっすぐ下に向けると背筋がすっと伸びる。座面の高さは、太ももの高さが床と平行になるくらいに調節するのが良い。
肩はリラックスする。

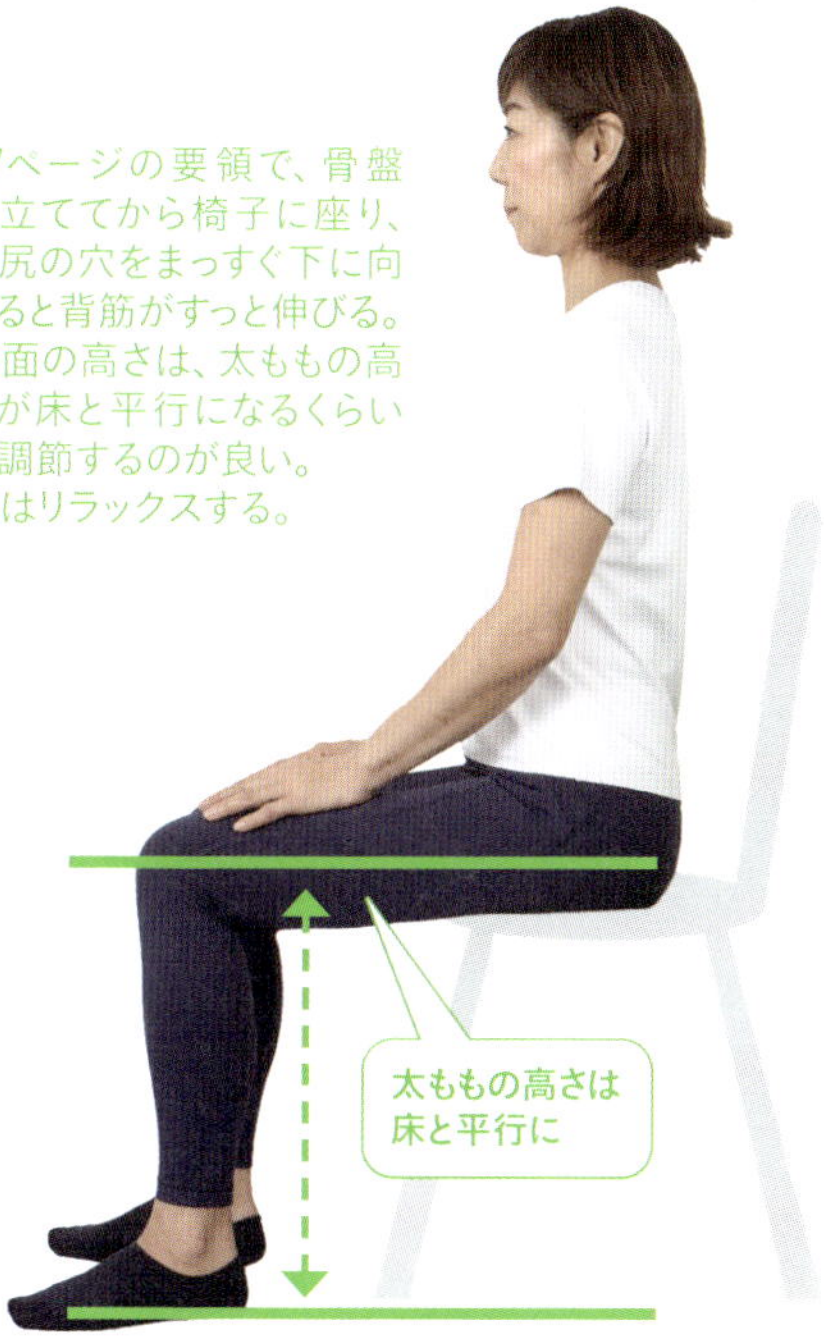

OK姿勢

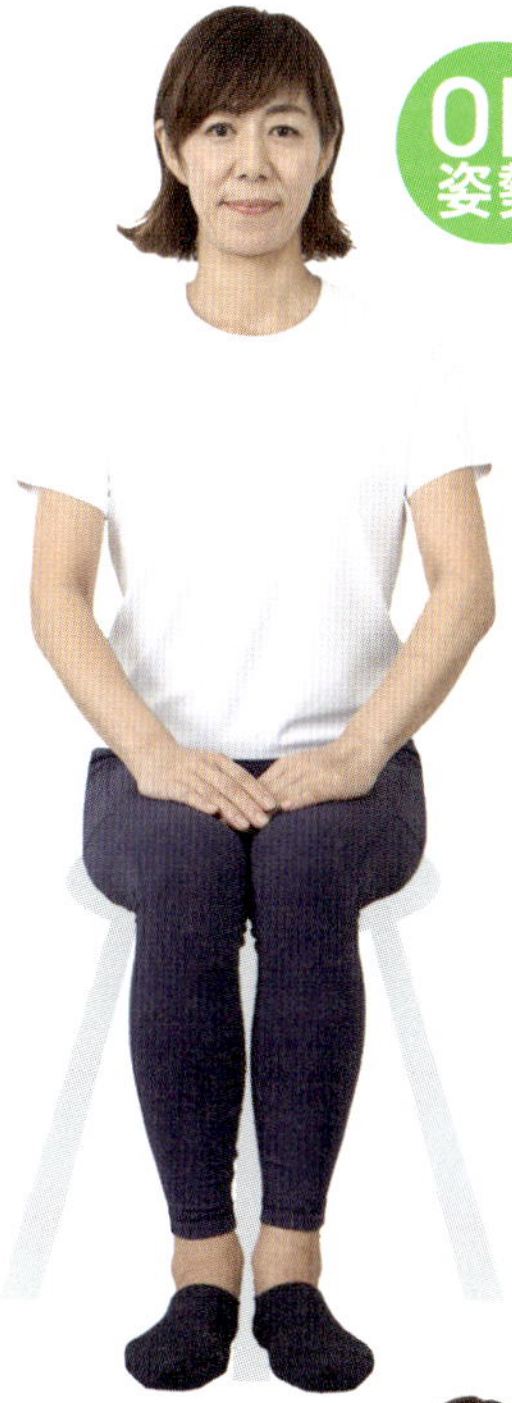

NG姿勢

背もたれに寄りかかる、足組み姿勢はゆがみ一直線！

疲れてくると、椅子の背もたれに体重をかけてだらんと寄りかかったり、足を組んだりしがち。どちらも、骨盤のゆがみに一直線のNG姿勢！　疲れたときは、椅子から立ち上がってストレッチするなど、カラダのバランスを崩さない工夫がおすすめ。

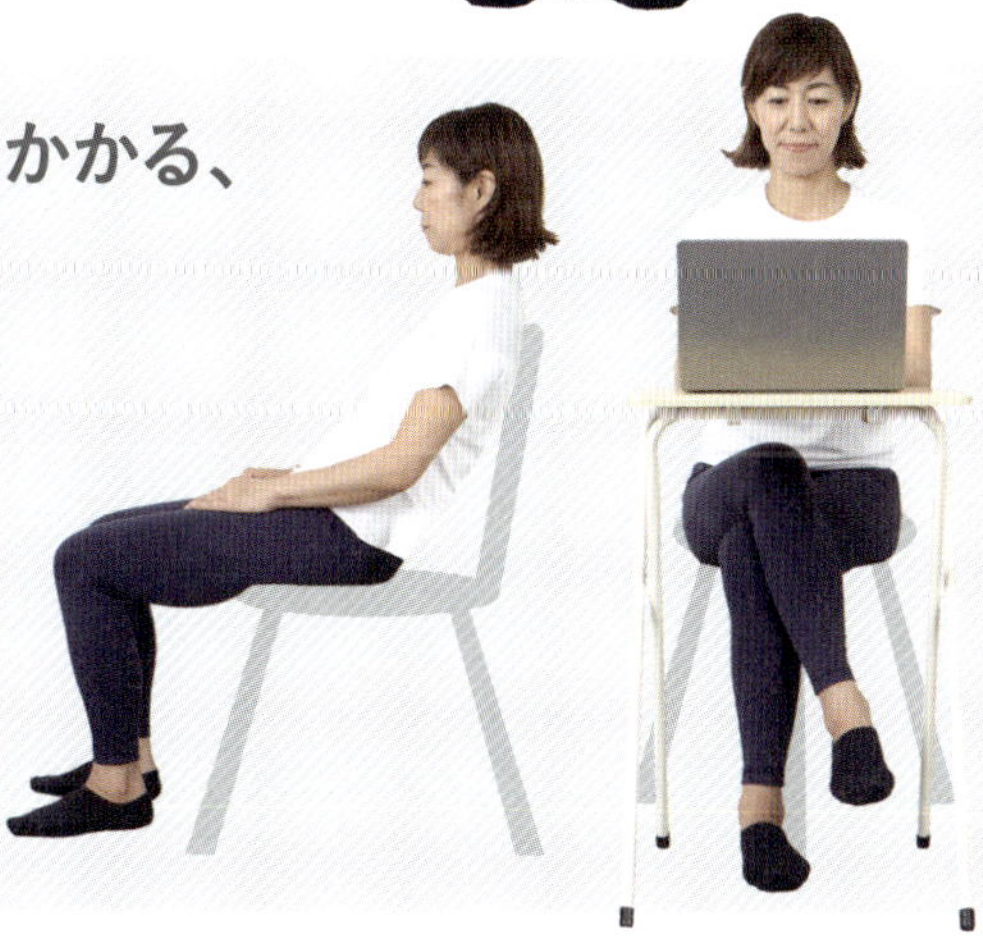

②椅子とデスクのバランスを整える

骨盤を立てて座ることが意識できたら、理想的な姿勢をキープし、ゆがみ防止につなげましょう。ここでは、椅子に座って机にノートパソコンを置いて操作することを前提とします。

ポイントは3つあります（89ページ参照）。

- **両脇を締めて背筋を伸ばし、肘を曲げて腕を自然に机に置く**
- **腕の高さは、その位置で軽くカラダがブロックされる（カラダが肘でブロックされて、それ以上前かがみになることがない状態）くらいが理想**
- **パソコンの画面は顔と同じ高さではなく、視線が自然に斜め下に落ちるくらいの角度に調整する（目安は60度ほど）**

また、椅子の選び方についても聞かれることが多いので、選ぶコツをまとめてみました。参考にしてください。

理想的な椅子選び

☑ **座面がツルツル滑らない**

（表面がツルツルしているものは
お尻が滑りやすく姿勢がキープしづらい）

☑ **硬すぎず、柔らかすぎない座面**

（硬すぎるとお尻が痛くなり、
柔らかすぎると骨盤が安定しない）

☑ **座面はフラット**

（背もたれ側に傾斜が付いていると
骨盤が後傾しやすい）

☑ **座面の奥行は、
膝から股関節までの長さがベスト**

（座面が長いと腰を下ろす位置と
背もたれまでの距離が長く、
後ろにもたれかかると骨盤が後傾して
ねこ背になりやすい）

☑ **リクライニングはNG、または使わない**

（リクライニングでカラダが
後ろに倒れた状態で仕事をすると、
背中が丸まって首が前に出てしまう）

作業に集中していると、ついついパソコンの画面に顔が近づいて背中が丸まってしまいがちです。反り腰、ねこ背などのゆがみにつながってしまうので気をつけましょう。とはいえ、誰しも休みたくなることはありますから、たまには姿勢を崩してカラダを休め、また姿勢を整えると良いでしょう。

どんなに正しい姿勢をキープできていても、長時間同じ姿勢で座り続けることで下肢の静脈を圧迫して心臓に血が戻りにくくなる（血流の悪化）、集中していると喉の渇きに気付きにくくなるため、水分補給がおろそかになって脱水状態になりやすくなる、といったリスクがあることも覚えておきましょう。

適度に休憩をとってストレッチをしたり、気分転換をすることも大切。脳内のリフレッシュにもつながり、仕事のパフォーマンスも上がりますよ。

正しい姿勢をキープする

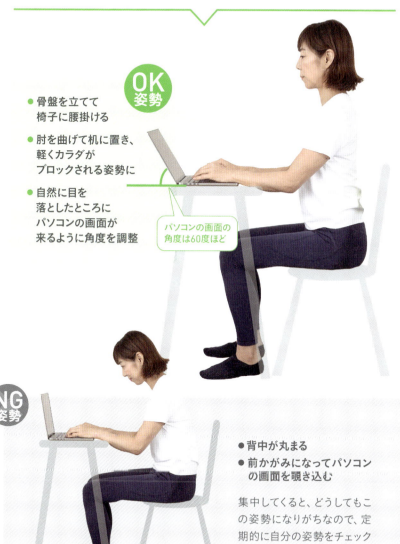

OK姿勢

- 骨盤を立てて椅子に腰掛ける
- 肘を曲げて机に置き、軽くカラダがブロックされる姿勢に
- 自然に目を落としたところにパソコンの画面が来るように角度を調整

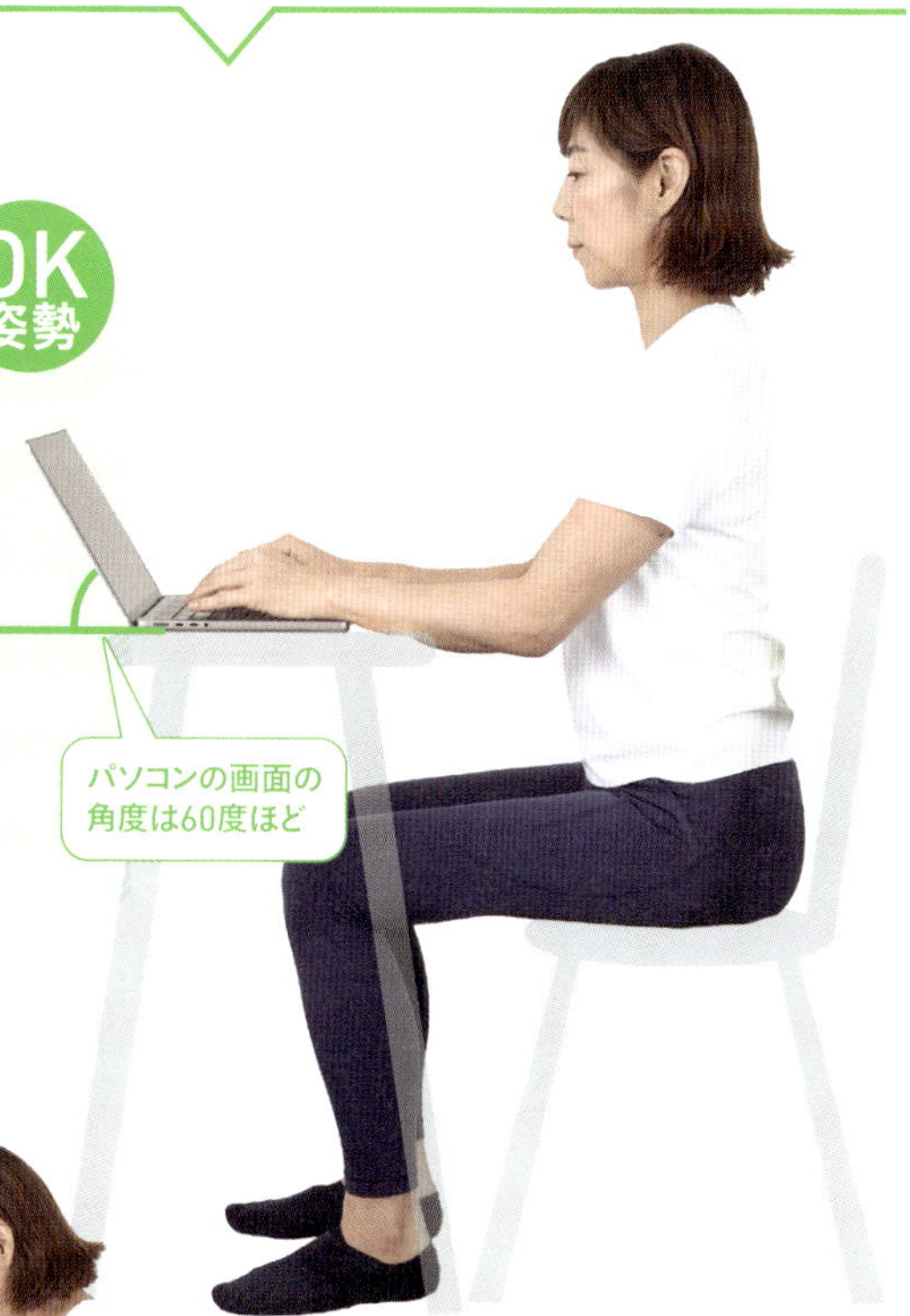

NG姿勢

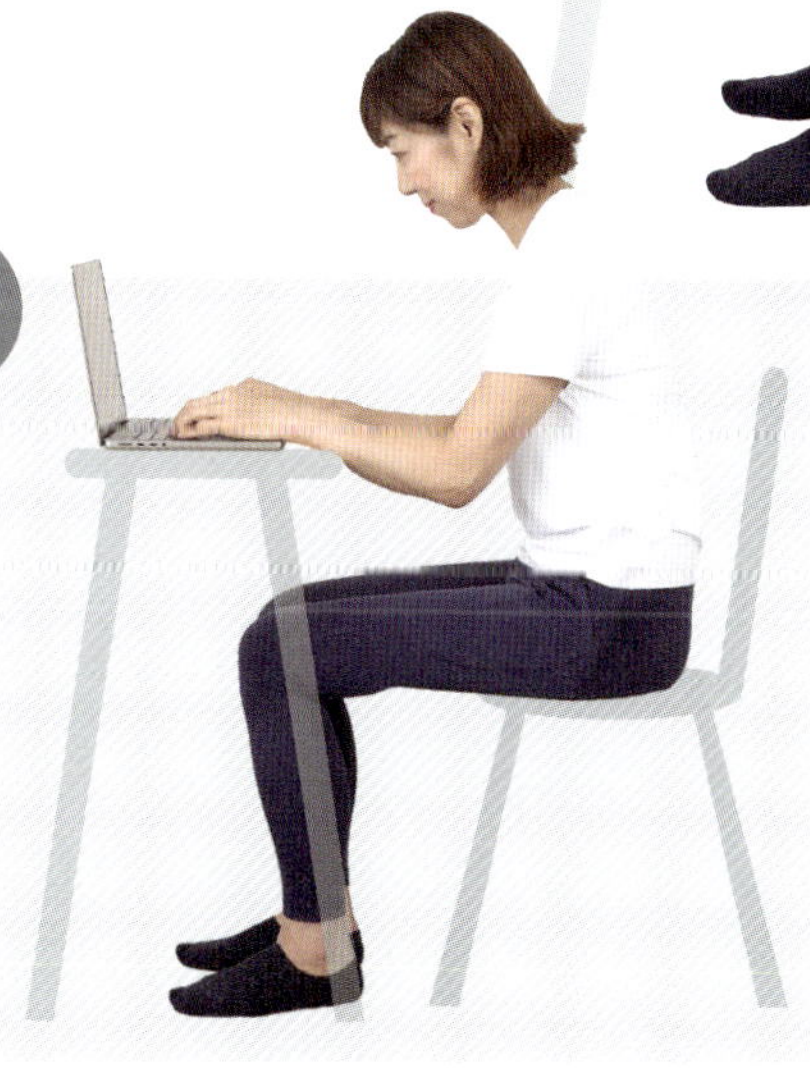

- 背中が丸まる
- 前かがみになってパソコンの画面を覗き込む

集中してくると、どうしてもこの姿勢になりがちなので、定期的に自分の姿勢をチェックすると良いでしょう。

column

整体師が検証！足組みは何分までならセーフ？

パソコンで仕事をしているとき、ソファでくつろいでいるときなど、椅子に座っているときにやりがちな足を組む動作は、「カラダのバランスが崩れる＝ゆがむ」、「姿勢が悪くなる」、「腰痛になる」などと言われます。いわば、良いところ無しの動作なのですが、ふと気がつくと足を組んでいる。そんな方は多いのではないでしょうか？

足を組むのは、長時間同じ姿勢をとっていることによる疲れを解消したり、カラダがゆがんでいるためバランスを保つという理由があります。また、心理的な要素が影響しているとも言われます。「自分にとって、なんとなくこの姿勢が落ち着くから」という理由から、足を組んでしまう人もいるでしょう。

もちろん、整体師としては「足を組まないことが、不調改善の第一歩」とお伝えしたいです。

ただ、習慣化していてどうしても足を組むことがやめられない人も多いでしょう。そこで、一回に何分までならセーフなのか？　許容ラインはあるのかを実験してみました。


実験に参加してくれたのは、弊社のスタッフ10名。そのうち、9名の利き足が右、1名が左でした。

足底圧《そくていあつ》の測定器を使って、「普段の立ち姿勢」から、「椅子に座った直後の立ち姿勢」、「右足を組んだ直後の立ち姿勢」、「左足を組んだ直後の立ち姿勢」の値を1分刻みで調べました。足底圧は、人間が歩くときに地面に接触している足の裏にかかる圧力で、立位や歩行時の重心のかけ方やバランス、歩行パターンなどが読み取れます。普段のバランスと、足を組むことによって起こる変化を見ていきました。

column

足組み実験で カラダのバランスを知る！

ついついやってしまいがちな「足組み」。
カラダのバランスに与える影響はどうか？
また、短時間であればリスクが少ないのか、ということを実験。
「普段の立ち姿勢」、「右足を組んで座る」、「左足を組んで座る」という
動きをしてもらい、前後での足底圧と、
足を組んで座っている時間（1～5分）によっての足底圧を計測した。
モデルは、左足重心。
座った状態でも、左足に重心が寄り気味になる。

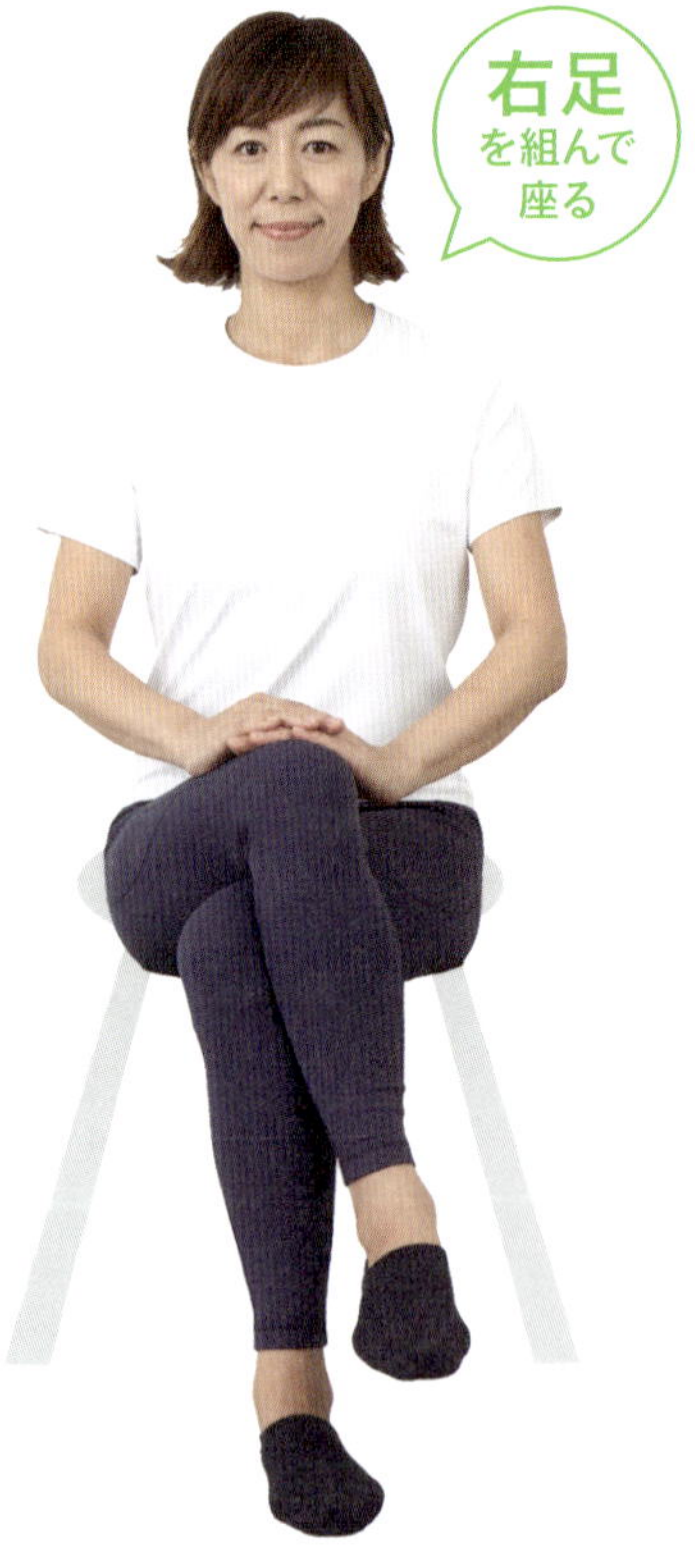

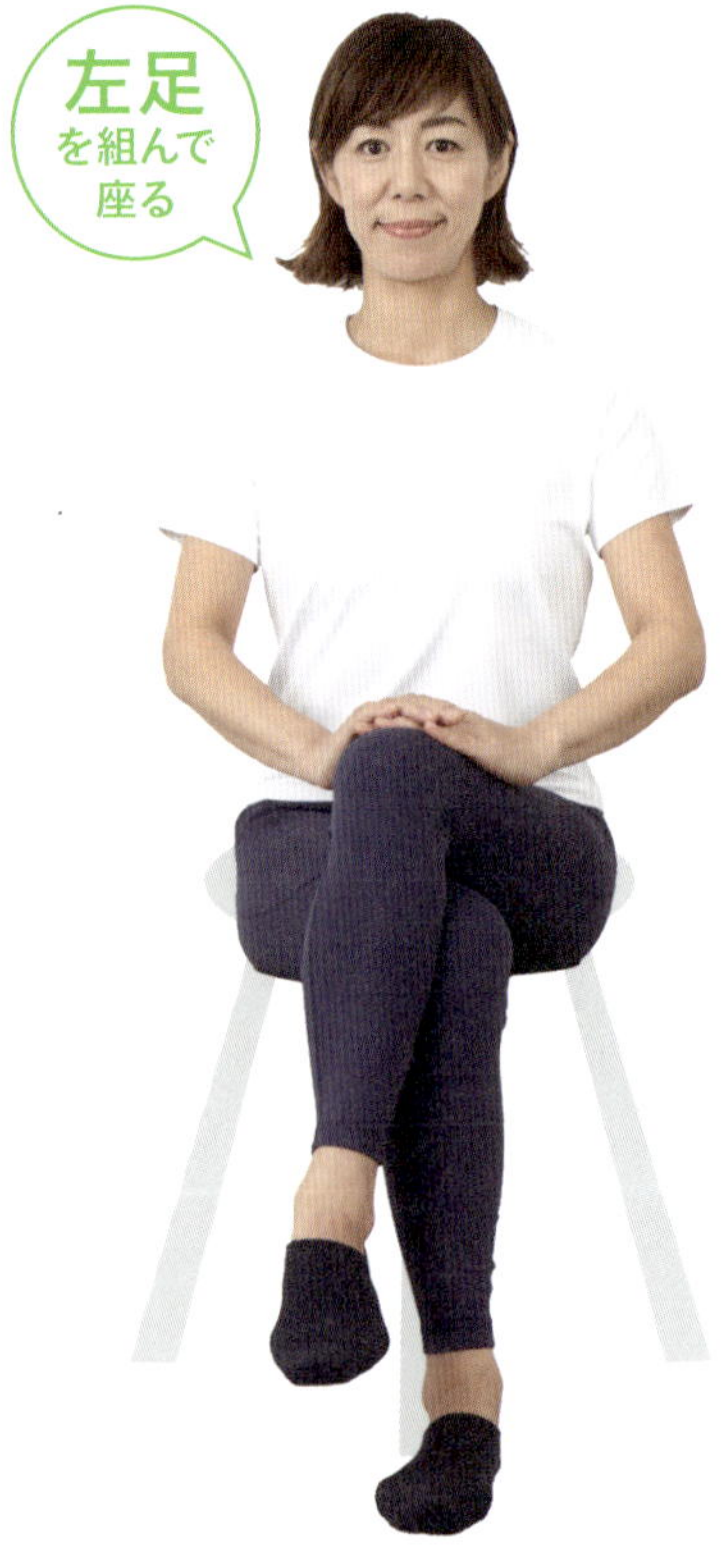

足を組む時間は短くても、カラダの左右差は生まれる

今回の実験で、以下のことが示唆されました。

❶10名中9名が右足を組んだ後に、より左重心になる
❷10名中8名は右足を組んで2分後には左重心の割合が増す
❸10名中6名が右足を組んでも左足を組んでも左重心になる

ちなみに事前ヒアリングだと、10名中8名が普段から足を組むクセがあり、10名中8名が右足を上に組むことがラクという体感がありました。

「足を組むこと」で重心は逆足（軸足）に寄ってしまうため、よりカラダの左右差を生み出しやすいこと。また普段から足を組む習慣がある人は、重心が左に寄りやすい傾向があることが分かりました（不思議ですよね）。

また、「2分」という短時間で足を組んだとしても、より左重心になることから、足を組むのはかなりの短時間にしなければカラダの偏りが増すことが考えられます。また、普段上にしている足を下にして組んだとしても、リセット効果はほとんどないもののように思われます。

95ページの足の写真を提供してくれたのは、今回実験に参加してくれたスタッフの一人です。

彼女は、普段から右足を上にして足を組むことが多く、デスクワーク時は常に足を組んでいるとのこと。その結果、「いつも右足が浮いているような感覚がある」、「左右のバランスが悪い」、「足のむくみ、肩こりや腰痛がある」といった症状があるそうです。

足底圧測定器を使った足組み実験

右足を組む

10名中8名が左側に重心が寄った。

時間別の変化

2分後 ▶▶ 8名	3分後 ▶▶ 7名
4分後 ▶▶ 8名	5分後 ▶▶ 6名

左足を組む

10名中6名が左側に重心が寄った。

時間別の変化

2分後 ▶▶ 6名	3分後 ▶▶ 7名
4分後 ▶▶ 5名	5分後 ▶▶ 6名

ベッドにうつ伏せで寝てもらうと、足の長さが違うのが分かりました（写真❶）。実際は足の長さが違うのではなく、左重心で骨盤が左に傾いているため右足が浮いている状態だったのです。また、立ったときの足の状態（写真❷）を見ると、左足の土踏まずが右と比べて落ちているのが分かりました。これも、片足重心のゆがみから生まれる症状。この左右差により、足がむくんだり疲れやすくなったりします。

足組みは、やはり百害あって一利なし。

少しずつで良いので、足を組んでいることに気づいたら、外してリセットするようにしましょう。

日常的な足組みは、カラダのバランスを崩すNG習慣！

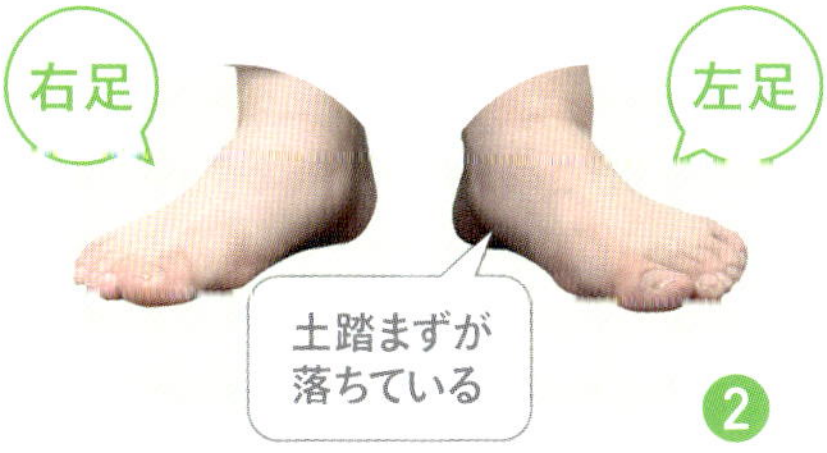

左足重心が強く、いつも踏ん張っている状態になるため、左足の土踏まずが右足と比べて落ちているのが分かる。これも片足重心のゆがみの弊害。この状態が続くことで、足がむくみやすく疲れやすくなる傾向がある。

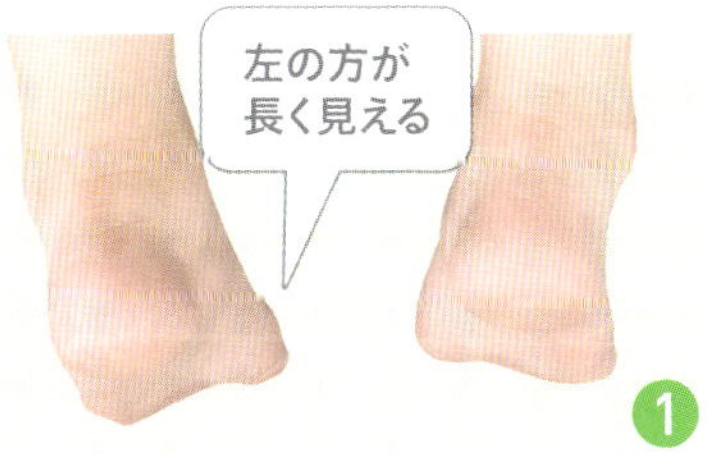

日頃から右足を組んでデスクワークをしているスタッフの足の写真。左足の方が長く感じるのは、重心が常に左に寄っていて右足が浮いたような状態になっていることが原因。

Question

スマホ操作で首が痛くなるので改善する方法を教えてください

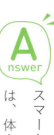

Answer

スマートフォン（スマホ）やタブレット、ゲーム機などを長時間使用することは、体をゆがませる要因の一つです。

特に、スマホを長時間使用するとき、多くの人は無意識に前かがみの姿勢をとって視線を下に向けています。この姿勢は首と肩に負担をかけ、筋肉を硬化させ、首の痛みやねこ背を促進します。

簡単な改善方法は、スマホを目線の高さ近くまで持ち上げること。視線を上げるだけで姿勢が良くなり、首の負担も軽減します。腕組みをする形で画面を見ると、腕も疲れずラクですよ。ぜひ、試してみてください。

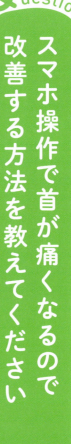

首の負担を軽減するスマホの持ち方

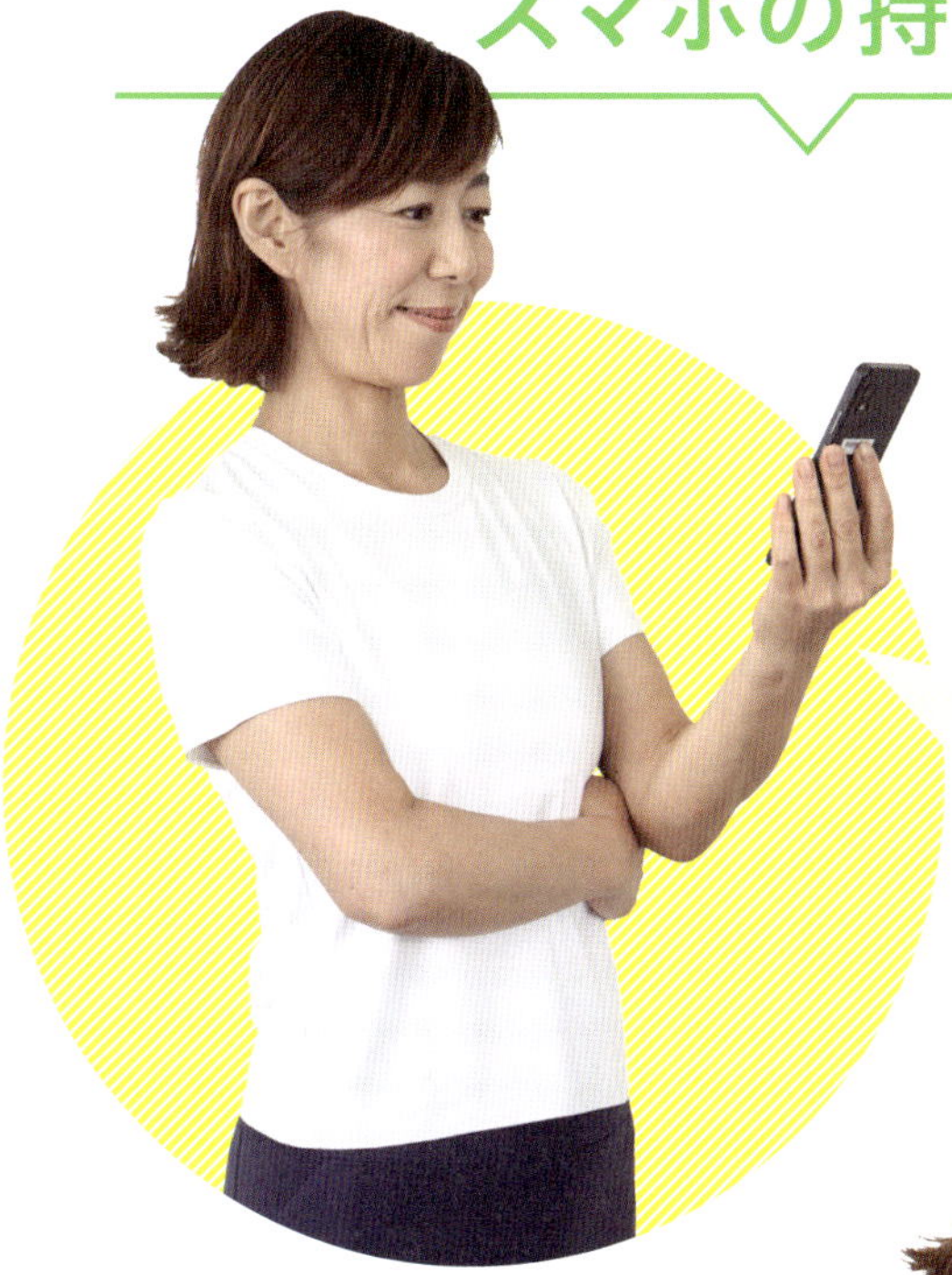

OK姿勢

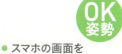

- スマホの画面を目の高さ近くまで持ってくる
- 視線を下に向けない
- 腕が疲れる場合は逆の腕で肘を支えても良い

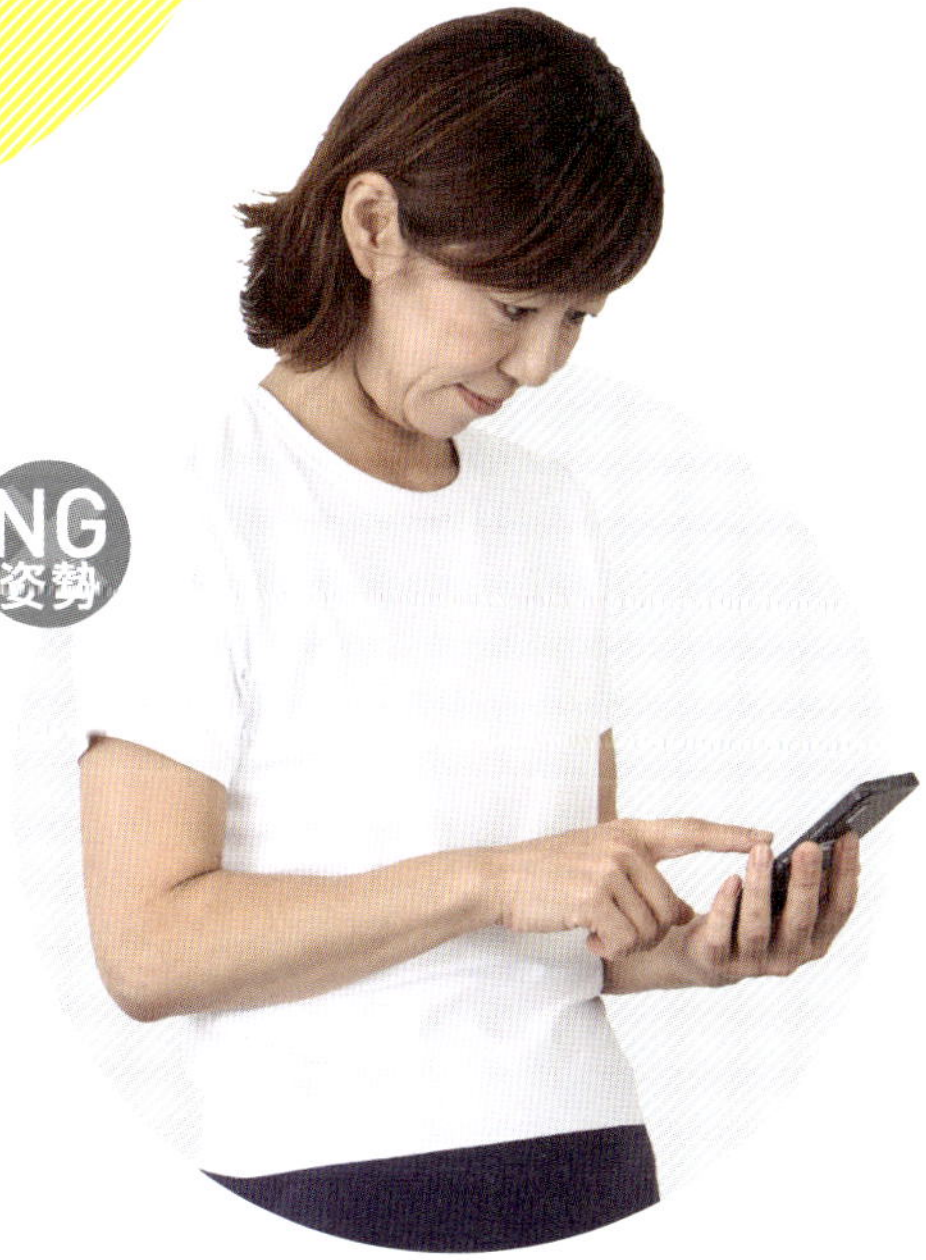

NG姿勢

前かがみの姿勢でスマホの画面を見下ろすことで、首や肩の筋肉に負担がかかり痛みの原因になる。

Question

何となく不調が続いてモヤモヤしています

Answer

毎日の気温や天気が違うように、カラダの状態も日々変化します。「昨日、整体に行って全身すっきりしたはずなのに腰が重い」ということもあるでしょう。そのため、やみくもに色々な方法を試すのではなく、〝現在の自分のカラダの状態を知って〟それに応じたケアをしていくことが大切です。

不調が続いているけれど、その原因がよく分からずモヤモヤしてしまう。そういう状態には、私自身も時々行っているインナースキャン（ボディスキャン）瞑想をおすすめします。

これはマインドフルネス瞑想の一つで、身体感覚を観察する瞑想法。椅子に腰掛けた状態（床に寝てもＯＫ）で、足の指、足首、すね、膝……というように、足元から順にカラダの様々な部位にセンサーを向け、スキャンしていく要領でそのときの感覚を受け取ります。カラダの左右差や、痛みや重さ、どのような違和感がどこにあるのかなど、ゆっくりと丁寧にスキャンしていくことで、心身のリラックス効果や脳の疲労感の軽減、精神を安定させる効果など、多くのメリットがあります。

日頃忙しくて自分のカラダと向き合う時間がない方も、カラダの様々な部分をゆっくり感じていくことで、自分のカラダの状態やコンディションに気づく力が高まり不調と客観的に向き合えるようになります。まずは3分間、試してみてください。

インナースキャン（ボディスキャン）瞑想の行い方

1
坐骨を立て、自然に姿勢を整えて椅子に深く座り、背中をラクに背もたれにつける。両足の裏を床につける。目は閉じても、薄く開いていてもどちらでも大丈夫（仰向けに寝てもＯＫ）。

2
リラックスして、呼吸に意識を向ける。一度、大きく深呼吸をしたら、鼻から息を吸い、吸い切ったらそのまま止め、ゆっくりと鼻から吐き出していく。カウントは気にせず、ラクな呼吸を続ける。呼吸するたびに、胸やお腹が膨らんだり凹んだりする感覚も感じ取る。

3
足先から順に、カラダの部位一つひとつに意識を向けていく。カラダの部位、一つひとつにスポットライトを当てていくようなイメージで、今のカラダの状態をジャッジすることなく、ただ受け取る。

4
最後に、全身に意識を向けて自然な呼吸を続ける。

今の自分のカラダの声を聴く

インナースキャン（ボディスキャン）瞑想

瞑想中

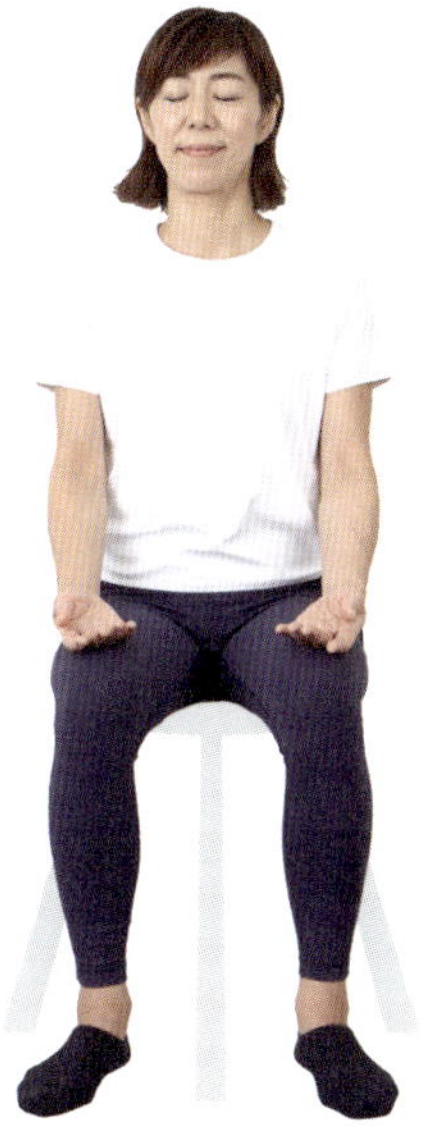

呼吸を続けながら、ゆっくり自分のカラダの一つひとつの部位に意識を受けていく

開始前

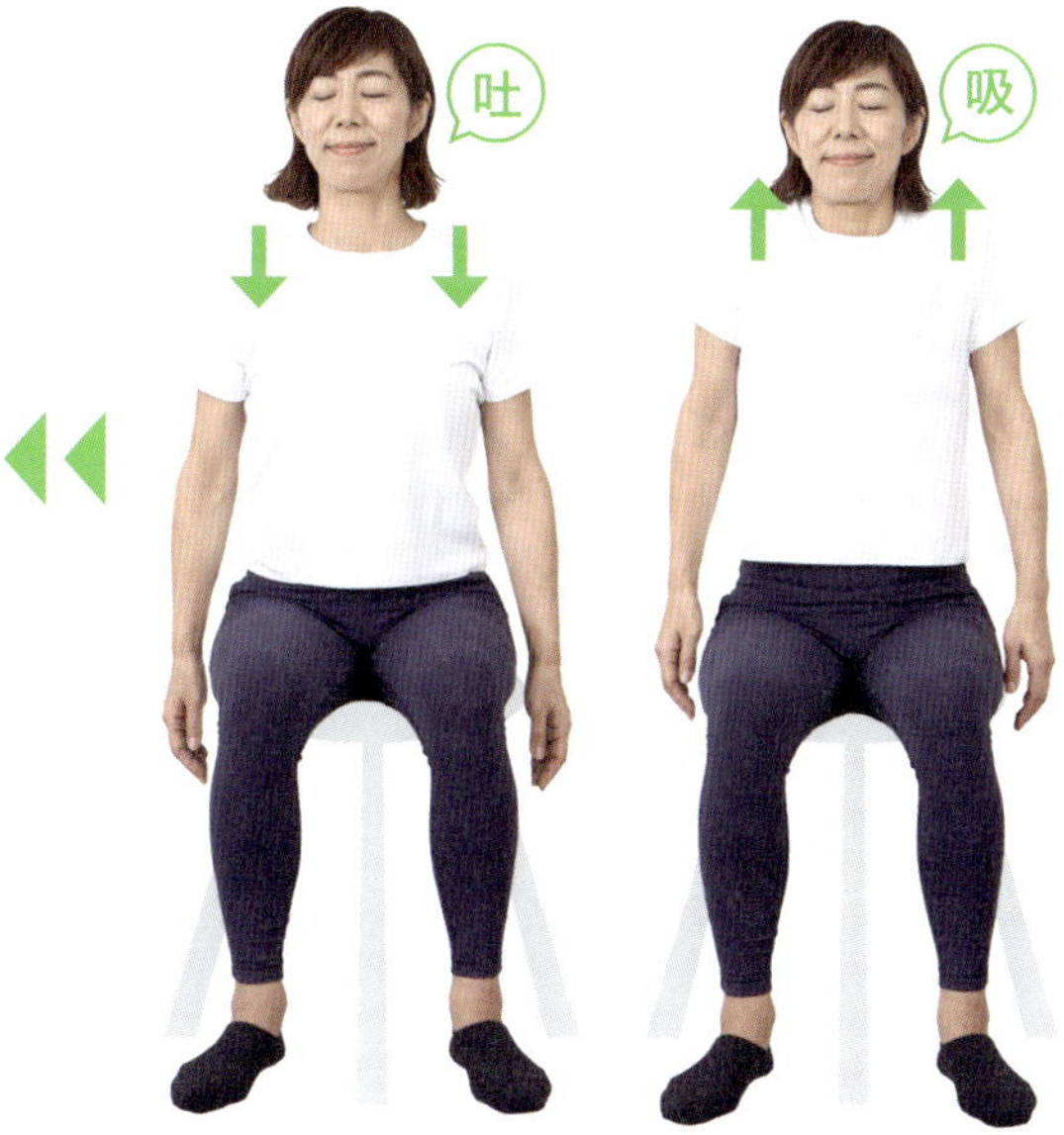

瞑想の前に肩の力を抜いてリラックス。大きく息を吸って両肩を耳につくくらいまで引き上げたら、フッと脱力して肩を落とす。これを数回行い、カラダの力を抜いてから瞑想に入る。

- 呼吸は鼻呼吸で。「吸う、止める、吐く」をワンセットに、ゆっくりと続けていく。
- 左右差、痛み、違和感など、その時に感じたものに対して、何もジャッジはせずに、そのまま感じておく。
- カラダの感覚は無理に感じようとしない。
  感じない場合は、そのことをジャッジせず受け取る。
- 服装はリラックスできるゆったりしたものを。

おわりに

「健康をより簡単にして提供する」

これは私のミッションです。


人のカラダは、日々変化しています。
40、50代になると、組織が変性したり骨や関節が変形したりしていきます。これは身体が悪化しているわけではありません。日常生活をよりしっかり送っていこうとするために、カラダが勝手に状況に合わせて変化をしていくのです。
しかしそれは時として良からぬ方向に進むことが多いのです。積もるような形で徐々に症状が出てきたり、ある日突然カラダが「ストライキ」を起こすかのように、激しい痛みで動けなくなったり……。それが、心臓や脳だと致命的なものになることもあるのです。

本書でお伝えした「利き足から歩くのをやめる」というメソッドは、シンプルではありますが、人が健康であり続けるうえで要ともいえる姿勢とバランスを支えるための究極のメソッドです。継続することでカラダは変わってきます。歩き始めの瞬間にぜひ、思い出してください。

末筆になりますが、本書の刊行にあたり、多大なお力添えをくださった関係者の皆様に心から御礼申し上げます。

また、全国の患者さんに熱い思いを伝え続けてくれている一般社団法人日本施術マイスター養成協会のスタッフ、認定講師、会員の皆様にも感謝いたします。

そして、弊社株式会社ボディスプラウトのスタッフたち。カラダだけでなく組織にもゆがみは普通に存在するものです。にもかかわらず主体的に相談し合いながら日々調整して成長させようとしている姿勢に感動しています。

みんな本当にありがとう。

世界が健康で幸福に溢れる世の中を作っていければ最高ですね。

著者記す

著者紹介

小林篤史（こばやし・あつし）

姿勢の専門家、柔道整復師、鍼灸師、あん摩マッサージ指圧師
猫背矯正マイスター®
株式会社ボディスプラウト 代表取締役
一般社団法人日本施術マイスター養成協会 代表理事

1975年生まれ、神奈川県横浜市出身。高校時代にプロ野球選手を目指すも、腰痛等、たび重なるケガや体調不良により挫折。その悔しさから日本大学文理学部体育学科に入学し、トレーニング理論、機能解剖学などを研究。

2006年に「宮前まちの整骨院」を開院。「健康をより簡単にして提供する」をテーマに現在、一般社団法人日本施術マイスター養成協会代表理事として猫背矯正の専門家の育成、患者様が治る環境づくりの一環として、はくだけ整体® シリーズ「整体ショーツ」「整体パンツ」などの健康商品の開発に力を注いでいる。

著書に『ねこ背は10秒で治せる！』（マキノ出版）など、累計22万部超。

現在は、日本だけでなく、台湾、タイ、シンガポールなどでも講演活動を行なっている。

監修者紹介

石神等（いしがみ・ひとし）

医師
医療法人社団スマイル＆ファイン理事長
いしがみ整形外科クリニック院長
株式会社 Start From Passion 代表取締役社長

2002年、日本大学医学部卒業。勤務医師時代、1000例以上の人工関節手術を経験し、人工関節スペシャリストを目指し熱意を注ぐ。2017年に開業し、現在は外科手術に頼らない新しい治療法の再生医療に取り組み、最新の技術を追求している。クリニック２院、スポーツジムなど４拠点を展開し、「日本を代表する健康と教育の総合グループ」を企業ビジョンに掲げ、活動している。

健康《けんこう》で長生《ながい》きしたければ、
今《いま》すぐ利《き》き足《あし》から歩《ある》くのはやめなさい 〈検印省略〉

2025年 1 月 17 日 第 1 刷発行

著 者――小林 篤史（こばやし・あつし）
監修者――石神 等（いしがみ・ひとし）
発行者――田賀井 弘毅

発行所――株式会社あさ出版
〒171-0022 東京都豊島区南池袋 2-9-9 第一池袋ホワイトビル 6F
電 話 03 (3983) 3225 (販売)
03 (3983) 3227 (編集)
F A X 03 (3983) 3226
U R L http://www.asa21.com/
E-mail info@asa21.com
印刷・製本 (有) ワーク商業印刷

note http://note.com/asapublishing/
facebook http://www.facebook.com/asapublishing
X https://x.com/asapublishing

ISBN978-4-86667-713-2 C2075